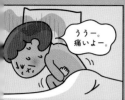
うぅー。痛いよー。

よくわかる ナースのための

敗血症講座

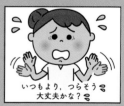
いつもより，つらそう 大丈夫かな？

近藤 豊

順天堂大学医学部附属浦安病院救急診療科
順天堂大学大学院医学研究科救急・災害医学 准教授

Gakken

序文

みなさん，こんにちは！順天堂大学医学部附属浦安病院の救急診療科の近藤豊と申します．沖縄の島国で医者になって，以後，首都圏・海外に移動しながら，今の職場で楽しく仕事をさせていただいています．医療は本来どこでも普遍的なはずなのですが，地域や国によっても随分変わるんだなあと身に染みて感じています．

本書を手に取っているみなさんの多くは看護師の方だと思います．看護学校を卒業したばかりなのにもう現場に立たないといけない状況だったり，それなりに看護師をやってきたけど未だに急変対応に慣れずにいる方もいるのかなと思います．

一方で敗血症のケアは慣れているけど，"もっと良い対応ができるようになりたい！"と思っている方もいらっしゃるかもしれません．

私は大学を卒業して以来ずっと，救急診療に取り組んできましたが，そのなかでも多くの敗血症の患者さんの治療を担当して，日々悪戦苦闘してきました．敗血症は，いくら多くの敗血症患者さんの経験があっても，「余裕で治療やケアができます！」とは言い切れない疾患で，患者さんが急に具合が悪くなったりしないか，今でもドキドキすることもあります．

そのなかで，今の自分よりさらに敗血症に自信が持てるようになるように，本書を執筆しました．

本書は2021年4月から1年間『月刊ナーシング』において，"ナースのための敗血症講座"で連載していた内容をもとに，内容を大幅に追加し，さらにわかりやすくしたものです．

皆さんに，一般外来や病棟で急に発症した敗血症の患者さんが出た際に，少しでもより良いケアができるようになって欲しいとの思いで本書を書き上げました．

本書では敗血症の基本的な事項から，これだけは知っておいてもらいたい，という点まで幅広く書き尽くしました．

書籍の発刊の貴重な機会を与えて頂いた株式会社Gakkenの皆様，順天堂大学でお世話になっている医師・看護師・臨床工学技士・作業療法士・救急救命士・その他関係者の皆様，一緒のチームで敗血症研究をしてくれている大学院生をはじめとした皆様に厚く御礼申し上げます．

それではいよいよはじまります！
「よくわかる　ナースのための敗血症講座」

順天堂大学医学部附属浦安病院　救急診療科
近藤　豊

推薦の序

　『月刊ナーシング』に連載されていた"ナースのための敗血症講座"を元にした内容が，この度，待ちに待った一冊の書籍として刊行されました．

　ナースのための敗血症講座は，『日本版敗血症診療ガイドライン2020』に基づいており，看護の視点で検査・診断・治療の過程がわかりやすく書かれています．観察・日常生活援助・家族ケアも細かく解説されているので，看護師が欲しい知識や情報が網羅されています．

　外傷後・熱傷後・軟部組織感染症による敗血症のケアのポイントや，敗血症に気づきにくい小児，高齢者，外科手術後の患者など敗血症のサインが分かりやすい解説です．

　従来のテキストによくある「医師が執筆するのはなんか難しそう…」「勉強した直後は理解したけど…臨床で上手く実践できない…」といった心配はありません．イラストで，イメージを深めて看護実践へつなげることができます．

　医師が「これだけは，看護師さんに知っておいてほしい」という思いが込められており，敗血症のケアに接している看護師はもちろんのこと，在宅ケア・回復期・療養施設など，現場で頑張っているすべての看護師に読んでいただきたい一冊です．

順天堂大学医学部附属浦安病院　救命救急センター病棟師長

佐久間文枝

CONTENTS

第1章　敗血症とは…………………………………7

1 まるっとケアがわかる！
日本版敗血症診療ガイドライン2020を解説 ………………8

2 「敗血症かな？」と思ったらこうする！
敗血症の探偵になろう！ …………………… 20

3 とくに注意すべき患者とは？ ……………… 28

4 外傷後敗血症のケア ……………… 36

5 熱傷後敗血症のケア ……………… 44

6 軟部組織感染症による敗血症のケア ……………… 52

7 子どもの敗血症のケア ……………… 60

8 敗血症による多臓器障害，その対応は？ …………… 68

9 隠れ敗血症について知っておく！ …………… 78

10 敗血症と栄養療法 ……………… 86

11 再発防止のためにはこうケアする！ …………… 94

12 社会復帰支援，必要な知識は？ …………… 100

第2章　事例で学ぶ 敗血症〜病棟別〜 ……………… 107

0 ショックとその対応 ……………… 108

1 消化器外科手術後，熱が下がらない＞＜;
急変が不安です ……………… 110

2 呼吸器外科手術後，胸腔ドレーンの排液が増えた．
熱も出てる…… ……………… 116

3 消化器内科病棟で，腹痛を訴えた後にショック状態．
高熱も出ています…… …………………………………… 122

4 呼吸器内科病棟で，患者さんが呼吸苦を訴え
左肺音が聴取できない …………………………………… 128

5 心臓外科にて人工血管置換術後，
高熱が続いてショック状態に…… ……………………… 136

6 循環器内科病棟で，血圧低下．心電図でST上昇あり … 142

7 脳神経内科病棟で，脳梗塞で寝たきりの患者さんが
むせこんで急変 ………………………………………… 148

8 脳神経外科病棟で，開頭手術後に意識混濁
脳室ドレーンが濁っている ……………………………… 154

9 血液内科病棟．化学療法中で好中球が
400/μLしかない患者（発熱と血圧低下）…………… 160

10 糖尿病内科病棟で，高血糖と意識レベル低下．
採血検査でアシドーシス ………………………………… 164

第3章　事例で学ぶ 敗血症〜症状別〜 ………………… 169

0 敗血症を疑う基準 ……………………………………… 170

1 排尿時痛，尿混濁，発熱，腎盂腎炎からの敗血症 … 172

2 咳嗽，喀痰増加，熱はないけど〜肺炎による敗血症… 176

3 右膝関節の痛み，
発熱から右膝化膿性関節炎による敗血症 …………… 182

4 目が黄色？ 意識も悪い．閉塞性胆管炎による敗血症… 186

5 喉の痛みがずっと続いている.

　扁桃周囲膿瘍による敗血症 ……………………… 192

6 海外から帰国した後に発熱. 肝膿瘍による敗血症 … 196

7 高熱の後に, 手に出血点.

　感染性心内膜炎による敗血症 …………………… 200

8 肺炎患者さんの意識が悪くなってきました. 脳に異常?

　敗血症性脳症 ……………………………………… 204

9 眼が見えなくなる敗血症?　真菌性敗血症 ………… 208

10 新型コロナウイルスのPCR検査が陽性！

　ウイルス性敗血症 ………………………………… 214

索引……………………………………………………… 219

マンガ・イラスト：藤本けいこ

※本書は,『月刊ナーシング』2021年4月号（Vol.41 No.4）〜2022年3月号（Vol.42 No.3）
に連載された「ナースのための敗血症講座」を再録・再編集し, 加筆・修正したものです.

《第1章》
敗血症とは

まるっとケアがわかる！

日本版敗血症診療ガイドライン2020
を解説

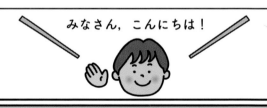

みなさん，こんにちは！

敗血症

…患者さんが急に具合が悪くなったりしないか…
心配になりますよね
今でもドキドキすることがあります

 この本 は　外来や病棟で敗血症患者さんに
出会ったときに　良いケア　が
できるようになってほしい　という
思いで書きました！

それでは
敗血症講座を
始めたいと思います

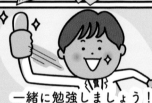

一緒に勉強しましょう！

1 はじめに

　それでは早速始まっていきますが，最初はまず敗血症のガイドラインから一緒に勉強しましょうか．敗血症のガイドラインは大きく分けて2つあります．1つにしてくれれば良いのにちょっとややこしいですよね，と嘆いても始まりませんので，ここで一緒に勉強して行きましょう．

　まず1つ目が『日本版敗血症診療ガイドライン2020（J-SSCG2020）』です[1]．2020年12月に発表された日本のための敗血症診療ガイドラインです．日本集中治療医学会と日本救急医学会が合同で作成しています．何と敗血症診療の診療上の疑問（クリニカルクエスチョン）とそのときに対応すべき解答が118個あります．全部をまるまる覚える必要はなく，重要な点だけを今回一緒に押さえて行きましょう．

　2つ目のガイドラインですが，日本以外も含めた世界中で使用されている『敗血症診療国際ガイドライン2021（SSCG-2021）』です．SSCG-2021も日本でも治療の参考にされている診療ガイドラインになります．

　それではどちらを使用すれば良いのでしょうか？　実は2つあるものの基本的に重要なポイントは同じです．地域性だったり，敗血症診療の答えが出ていない部分が異なる部分になりますが，そのような細かい点は根本的にはそれほど重要ではありません．

　敗血症のポイントをしっかりおさえて，ケアを一緒に考えていきましょう．

2 敗血症って何だろう?

　ちょっと難しいJ-SSCG 2020の解説に入る前に，敗血症とは何でしょうか？　せっかくの機会ですので，まずそこから一緒に考えてみましょう．

　敗血症ですが，1992年に感染に伴うSIRS（systemic inflammatory response syndrome：全身性炎症反応症候群）が臨床現場における敗血症の定義・診断基準としてはじめて誕生しました[2]．

　SIRSという状態は身体の全身性の反応を意味しています．SIRSにも診断基準（**表1**）がありまして，SIRS基準の項目が2つ以上陽性となると，SIRSと診断できるようになったのです．そのため，2016年までは「感染＋SIRS」であれば，敗血症と診断されていました．

表1 SIRSの臨床診断基準

呼吸数	> 20回/分，またはPaCO$_2$<32mmHg
脈拍	> 90回/分
体温	< 36℃, > 38℃
白血球数	> 12,000/mm^3 または < 4,000/mm^3 または幼若白血球10%以上

上記4つのうち，2項目以上を満たせばSIRSと診断する

表2 SOFAスコア

	0点	1点	2点	3点	4点
呼吸器 PaO$_2$/F$_i$O$_2$ (mmHg)	≧ 400	< 400	< 300	< 200 ＋呼吸補助	< 100 ＋呼吸補助
凝固能 血小板数 (×10^3/μL)	≧ 150	< 150	< 100	< 50	< 20
肝臓 血漿ビリルビン値 (mg/dL)	< 1.2	1.2～1.9	2.0～5.9	6.0～11.9	> 12
循環器	平均血圧≧70mmHg	平均血圧<70mmHg	DOA<5 μg/kg分 or DOBの投与（量は問わない）	DOA5.1～15 μg/kg分 or Ad≦0.1 μg/kg分 or NOA≦0.1 μg/kg分	DOA>15 μg/kg分 or Ad>0.1 μg/kg分 or NOA>0.1 μg/kg分
中枢神経 Glasgow Coma Scale (点)	15	13～14	10～12	6～9	< 6
腎 クレアチニン (mg/dL) 尿量 (mL/日)	< 1.2	1.2～1.9	2.0～3.4	3.5～4.9 < 500	> 5.0 < 200

敗血症における臓器障害は，2点以上と定義された.
DOA：ドパミン，DOB：ドブタミン，Ad：アドレナリン，NOA：ノルアドレナリン，
SOFA：Sequential Organ Failure Assessment
文献3）より引用

　この2016年までの敗血症の診断基準ですが，わかりやすく明確だということもあり長い間使われてきました．その一方で感度が高く敗血症でないものが含まれているのでは？　という指摘も多くありました．

　たとえば，風邪をひいた患者さんでも，体温38.3℃で少しハーハーと頻呼吸になると，"敗血症"という診断となります．

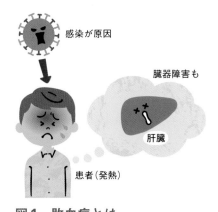

感染が原因

臓器障害も

肝臓

患者（発熱）

図1　敗血症とは

敗血症は，"感染が原因で，臓器障害もある"と理解する．

それはそれで構わないという意見もあるかもしれませんが，実際の臨床現場では，ICUへ入室するような，より重症の患者さんに"敗血症"という言葉が使用されており，診断基準と臨床現場での感覚との乖離がありました．

　そのような背景もあり，2016年に「敗血症および敗血症性ショックの国際コンセンサス定義第3版（Sepsis-3）」が発表され，敗血症の定義が大きく変更されました[3]．

　それまでの敗血症の定義では臓器障害がない場合でもSIRS基準を満たしていれば敗血症と診断可能であったのですが，2016年以降は，臓器障害を伴う感染症が，敗血症，と変更されたのです．

　より具体的に言うと，臓器障害は，「SOFAスコア（**表2**）が2点以上」と定義されました．2016年までの基準よりもより重症患者さんが，現在の敗血症となっているのです．そのため，今，敗血症と言われたら，「感染が原因で，臓器障害もあるんだね（**図1**）」と理解しなくてはいけません．

　もちろん敗血症は死亡率も高いので，とりわけ注意して観察・ケアをする必要があります．

3 J-SSCG 2020とは?

　J-SSCG 2020とは最初に述べたとおり，日本で作成された『日本版敗血症診療ガイドライン2020』のことです．SSCGという名前の由来は，国際的な敗血症のガイドラインであるSSCG（Surviving Sepsis Campaign Guidelines）に日本（Japanese）の頭文字のJを加えたものとなっています．

同様の理由で，2016年に発表された日本の敗血症診療ガイドラインは，J-SSCG 2016，とよばれています[4]．J-SSCGは2012年に日本集中治療医学会から刊行されました．2016年からは日本救急医学会と日本集中治療医学会が合同で作成・発表し，2020年（J-SSCG 2020）で

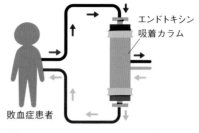

図2　エンドトキシン吸着カラムによる血液浄化法

日本でよく行われる治療であるPMX-DHPのうちのひとつ

も日本救急医学会と日本集中治療医学会が合同で作成したものとなっています．

また，日本から発信されているエビデンスが少ない現状にあって，エビデンスに基づいて作れば作るほど，国際的なガイドラインと似たような内容となる，という問題点も指摘されています．

一方，敗血症患者は増加の一途を辿っており，国際社会と同様に日本でも敗血症診療の重要性が説かれています．そのため，日本特有の治療や日本の文化に合わせたガイドラインが必要とのことでJ-SSCGが登場したのです．

日本特有の治療法として，敗血症によるDIC（disseminated intravascular coagulation：播種性血管内凝固症候群）の治療やPMX-DHP（Polymyxin B-immpbilized direct hemoperfusion：エンドトキシン吸着カラムによる血液浄化法（**図2**）などが知られています．これらの治療はよく日本で行われていますが，海外ではあまり行われていません．

このように日本の敗血症診療をまとめたものがJ-SSCGであり，その最新版がJ-SSCG 2020，なのです．

4 J-SSCG 2020で変わったこと

J-SSCG 2020が発表され，病院での敗血症診療はどのように変わったのでしょうか？　またどのように今後変わっていくのでしょうか？

J-SSCG 2020での敗血症治療やケアの変更点として，主に以下のものが挙げられます．

❶ J-SSCG 2020で新たに加わった事項

J-SSCG 2016にはなかった新たな項目として，神経集中治療，患者と家族のケア，敗血症治療体制，ストレス潰瘍に関する事項が加わりました．とくに，患者と家族のケアは本書の読者の多くの方が気になるところかと思います．

> 患者と家族のケアの項では？

患者と家族のケアの項では，患者と家族に対する集中治療後症候群 (post intensive care syndrome：PICS) および集中治療後症候群の家族 (PICS-Family：PICS-F) に関する情報提供の説明があります．

「患者と家族等に，PICSおよびPICS-Fに関する情報を正確にかつ継続して提供することが重要と考えられている．患者に関わるメディカルスタッフは，ICU入退出時にリーフレットを渡すなど，適宜情報を提供する動きが広まりつつある．さらに，ICU退室後の回診やフォローアップ外来の解説など，継続して情報を提供する取り組みが始まっている」

と記されています．今までの集中治療では，ICUを退出したら終わりです，というイメージが強かったかもしれませんが，患者にとってはICUを退出してから本格的に社会復帰に向けた行動が始まります．そのために，リーフレットで情報提供をする，集中治療後の状態の観察や介入する，ことなどが重要だと近年では考えられています．

これらの理由より，ICUから一般床への看護師同士の申し送りも重要となります．社会復帰に向けたリハビリテーション，患者の身体の状態，食事に関する情報 (誤嚥のリスク，嚥下評価，栄養状態など)，今後の治療の方針，など情報共有が必要でしょう．

その他，患者と家族のケアでは，

「成人の敗血症患者あるいは集中治療患者に対して，ICU日記をつけることを弱く推奨する」

と記されています. ICU日記(**図3**)はICUに滞在していたときに何が行われていたのか, 記憶の欠損を埋めるのに有用とされ, すでに一部の施設はその取り組みが行われています. 一般床で敗血症の患者を受け入れる際には, 今後ICU日記も申し送りとセットで受け取るような診療体制になればと思います.

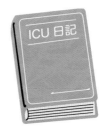

図3　ICU日記
ICUに滞在していたときに何が行われていたのか, 記憶の欠損を埋めることに有用

身体抑制のお話

次に, 身体抑制のお話になります. 敗血症など重症患者における身体抑制は日本では多く行われていますが, 欧米では明らかに少ないです. 日本では患者に何かあると病院が責任を問われるという社会的事情もあり, 身体抑制が多いように思います.

今回のJ-SSCG 2020では

「成人の敗血症患者あるいは集中治療患者に対して, 集中治療中の身体抑制を避けることを弱く推奨する」

と記載されています. 身体抑制がどうしても必要な患者には止むを得ないかもしれませんが, 不要な身体抑制は敗血症患者にとって身体的にも精神的にも負の影響を与えます.

抑制帯の必要性について, きちんとアセスメントを行い, 不必要な使用をできるだけ減らしましょう. また使用した場合には, 皮膚のトラブルがないか, 不穏を助長させていないか, きちんと観察・評価を行いましょう(**図4**).

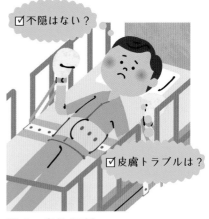

図4　身体抑制

その他には，

「成人の敗血症患者あるいは集中治療患者に対して，睡眠ケアとして換気補助の追加を行うことを弱く推奨する」

「成人の敗血症患者あるいは集中治療患者に対して，睡眠ケアとして非薬物的睡眠管理を行うことを弱く推奨する」

「成人の敗血症患者あるいは集中治療患者に対して，家族の面会制限を緩和することを弱く推奨する」

などが記載されており，いずれも重要な事項となります．とくに近年は新型コロナウイルス感染症の蔓延により，面会が制限されておりますが，当然患者と患者家族の両方にとって良くないことになります．

最近はWebを活用した面会（**図5**）も実施されており，家族同士がスムーズにコミュニケーションを取れるように良い環境を作っていきましょう．

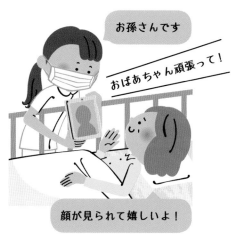

図5　Webを活用した面会

意思決定支援の方法は？

「患者の価値観・考え方等を尊重した意思決定支援の方法は？」という臨床的疑問に対しては，

「患者や家族等を含めた多職種のカンファレンス等で議論を重ね，患者の価値観や意向を尊重した意思決定を使用するなどの方法がある．患者本人の意思を推定する方法などが提案されている．患者の意思を尊重すると同時に，

患者・家族等に医学的に正確な情報を提供することも重要である」

と記載されています．患者の意向を聞いて，多職種を交えて議論を重ね，医学的にも正確な情報を提供できるように心がけましょう．また意思決定支援のプロセスはカルテにきちんと記録を残しておく必要があります．

5 J-SSCG 2016からJ-SSCG 2020への変更点

❶ 抗菌薬

また，J-SSCG 2016と比べJ-SSCG 2020で変更となった点として，以下のものがあります．J-SSCG 2016では抗菌薬を1時間以内に開始することが明記されておりましたが，J-SSCG 2020では必ずしも1時間以内を目標に用いなくて良いとされています．この変更ですが，けっして抗菌薬の投与が遅くなることを推奨するものではありません．

依然として敗血症に対する抗菌薬の投与は早い方が良いのですが，あまり1時間にとらわれすぎて，血液培養検査をやっていない，きちんと診断がつく前に，とりあえず抗菌薬投与というような不要なプラクティスが増えないようにするというものです．不要な抗菌薬の投与は耐性菌の増加にもつながります．通常診療の範疇で，きちんと検査をして診断が概ね確定し，速やかに抗菌薬を投与すれば良いのです．

なので，もしあなたの周りの先生で1時間以内にとらわれ過ぎて検査がおろそかになっている人がいましたら，血液培養検査などの重要性も教えてあげてください．

次に敗血症に対するβラクタム系の抗菌薬（ペニシリン系，セフェム系などがβラクタム系抗菌薬です）投与ですが，とくにシリンジポンプ等（図6）使用せずに，30分間〜1時間程度で側管から点滴しているかと思います．ところがJ-SSCG 2020では24時間の持続投与もしくは投与時間の延長（3時間以上かけて投与など）が推奨されました．

シリンジポンプを用いてゆっくりとβラクタム系抗菌薬を投与することになります．そのため，ケアの立場から言えば，今後は

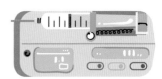

図6　シリンジポンプ

シリンジポンプの準備や抗菌薬の副作用の出現（皮疹，血圧低下など）をより長時間にわたり慎重に観察して判断する必要が出てくるかもしれません．

　敗血症患者に対し，βラクタム系抗菌薬をシリンジポンプで長時間にわたり投与することが普通となる可能性があるのです．ただし，一般床でシリンジポンプを使用するのは台数に限りがあったりしますよね．そのような場合には，より重症な敗血症患者にシリンジポンプを使用するのも良いと思います．

❷ 免疫グロブリン

　その他の変更点として，成人の敗血症患者における免疫グロブリン投与があります．J-SSCG 2016では免疫グロブリンの予後改善効果は不明であるため推奨は提示しない，ということでしたが，J-SSCG 2020では，敗血症において免疫グロブリン投与を推奨しない（弱い推奨），となりました．簡単に言うと，"敗血症では免疫グロブリンを使わないよね"ということです．

　敗血症に対する免疫グロブリン投与は世界的にもあまり推奨されておりませんので，今後はその使用頻度はさらに減っていくでしょう．

　ただし，劇症型溶血性連鎖球菌感染症（streprococcal toxic shock syndrome：STSS）による敗血症に限り，免疫グロブリンの投与が推奨されています．このSTSSは細菌が産生する外毒素がその主病態とされており（普通は細菌自体が悪さをするのですが，このSTSSでは細菌自体ではなく毒素が悪さをします），その外毒素の中和に免疫グロブリンが効果がある可能性があるのです．

　なお，STSSは死亡率が40〜50％ともいわれており，敗血症のなかでもとりわけ重篤なものになります．

❸ リコンビナント・トロンボモジュリン

　他には，リコンビナント・トロンボモジュリン（リコモジュリン®）に関してはJ-SSCG 2016では，"明確な推奨を提示しない"と記載されていましたが，J-SSCG 2020では

「敗血症性DIC患者に対して，リコンビナント・トロンボモジュリン製剤を投与することを弱く推奨する」

と明記されました．リコンビナント・トロンボモジュリン製剤は主にICUで使用される薬剤となりますが，一般床で働く看護師も知っておいた方がよいでしょう．

J-SSCG 2020の推奨をうけて，敗血症性DICに対するリコンビナント・トロンボモジュリン製剤は日本でより使用されていくと思います．

注意点ですが，リコンビナント・トロンボモジュリン製剤は体重と腎機能によって投与量が変わりますので，医師から投与指示があった場合にはその点を頭に入れておいてください．

また，リコンビナント・トロンボモジュリン製剤は薬の副作用としては最も出血が多く，その他にも発疹や発熱なども起こすことがあります．薬剤の投与後（とくに初回投与後）は注意して，敗血症患者を観察してください．

まとめ

- 敗血症患者のケアに対して，J-SSCG 2020を中心に解説しました．敗血症患者と家族のケアは注目されており，ICU日記をつける，身体抑制の頻度を減らす，患者と患者家族の面会を促す，などをこころがけましょう
- 敗血症に対するβラクタム系抗菌薬投与ですが，シリンジポンプを用いて持続投与の方が望ましいです

引用・参考文献

1) Egi M, et al : The Japanese Clinical Practice Guidelines for Management of Sepsis and Septic Shock 2020 (J-SSCG 2020). Acute Med Surg, 8(1):e659, 2021.
2) Bone RC, et al. : Definitions for sepsis and organ failure and guidelines for the use of innovative therapies in sepsis. The ACCP/SCCM Consensus Conference Committee. American College of Chest Physicians/Society of Critical Care Medicine. Chest, 101 (6) : 1644-1655,1922.
3) Singer M, et al. : The Third International Consensus Definitions for Sepsis and Septic Shock (Sepsis-3) . JAMA, 315 (8) : 801-810, 2016.
4) Nishida O, et al. : The Japanese Clinical Practice Guidelines for Management of Sepsis and Septic Shock 2016 (J-SSCG 2016) . Acute Med Surg, 5 (1) : 3-89, 2018.

Column1 　患者さんの洗髪

　患者さんの洗髪ですが，治療と比べると地味で目立たないのですが，大事な看護ケアの1つです．

　患者さんは身体的に病気があって入院している人が多いですが，入院患者さんでは抑うつ状態，認知機能障害，気分障害など精神的に病んでしまう人も少なくありません．

　近年では敗血症に伴う抑うつ・認知機能障害などが注目されています．多くの敗血症患者さんが精神的にも病んだ状態になり，ICU日記とよばれる患者さんの状態を記した日記をつけておくことが，これらの精神面での障害の回復に役立つことがわかってきています．

　洗髪については，身体の衛生ですが，精神的な意味でも影響を与えます．あまり学問的ではないかもしれませんが，たとえば自分自身が夜勤明けで疲れた後にシャワーを浴びながら洗髪すると，身体もそうですが，気持ちもリフレッシュしますよね．患者さんにとっても同様で，第三者から見たらただの洗髪かもしれませんが，患者さんにとっては大きな意味をもちます．

　洗髪はケリーパッドを用いる方法など病院によっていろいろなやり方がありますが，大事な看護ケアですので，しっかりと勉強しておきましょう．

「敗血症かな?」と思ったらこうする! 敗血症の探偵になろう!

「1 まるっとケアがわかる! 日本版敗血症診療ガイドライン2020を解説」では,日本版敗血症診療ガイドライン2020に関して,ケアの視点をふまえて解説しました.

実際に,「敗血症かな?」と思ったら何をすればよいのか,ここでは考えたいと思います.敗血症は暗闇に隠れる泥棒のように,パッと見ただけではわからないことがあります.

しかしながら見逃すと命にかかわりますので,あなたは病棟で敗血症を探す探偵にならなくてはいけません(敗血症を見つけるのは苦手でも,浮気を見つけるのはすごく得意な方も多いですよね.気をつけましょう).

今回はqSOFA(quick Sepsis-related Organ Failure Assessment)スコアに関することや注意すべきケアなど,一緒に勉強しましょう.

1 敗血症を疑ったらすべき観察とケア

❶ まずは…

一般病棟において,「患者さんが敗血症となっているかもしれない」と思ったら,患者を観察してqSOFAスコア(**表1**)を評価します.

表1 qSOFAスコア基準

項目	点数
収縮期血圧 100mmHg未満	1
呼吸数 22回/分以上	1
意識レベルの変化 GCS<15	1

上記2点以上で「敗血症」を疑う

❷ ABCDE

ケアとしては,急変時対応に準じたケアとなります.つまり,ABCDEを評価することになりますが(**表2**).

気道(A)の異常があれば,痰詰まりが疑われる場合は吸痰ケア,痰詰まり

が改善できない場合や他の原因が考えられる場合には酸素投与を開始し，ドクターコールをすることになります．患者の状態次第では，気管挿管の準備が必要になることもあります．

呼吸(B)，循環(C)の異常の場合では，状態をよく観察しドクターコールをするとともに，酸素投与や末梢静脈路確保などが必要となります．

意識障害(D)の評価ではもちろんGCSなどの評価を行いますが，不穏時に，すぐにただの不穏と決めつけて即座に抗精神病薬を投与や抑制帯をするような治療・ケアではいけません．敗血症が原因で不穏となっていることも少なくありませんので，注意した観察やケアが必要となります．

環境(E)では体温を管理し，また水分IN/OUTなどのバランスにも注意して観察する必要があります．これらは敗血症を疑ったら重要な事項ですが，敗血症以外の急変時対応でも意識しておく必要があります．

さらに，敗血症を疑った場合，ICUへ移動して治療することを念頭におかなければなりません．敗血症は予後不良な疾患であり，命にかかわるためです．実際のICUへの転床には，年齢，施設の状況，重症度，家族の希望などを総合的に考えて判断しますが，ICUへの転床を意識しながら行動することは大変重要となります．速やかにICUナースへ申し送りできるように準備をしておきましょう．

表2　看護ケアのためのABCDEアプローチ

ABCDEアプローチ	観察，ケアすべき項目
A (airway) 気道	・会話は可能か ・痰が詰まっていないか ・気道狭窄音の有無
B (breathing) 呼吸	・呼吸状態は安定しているか ・呼吸数
C (circulation) 循環	・脈拍の異常 ・顔色 ・冷や汗の有無 ・尿量など
D (disability of central nerve system) 意識障害	・意識レベル ・せん妄や不穏の有無
E (environment) 環境	・体温の異常 ・水分IN/OUTバランス （輸液は適切か，尿量は適切か）

2 qSOFAスコア

qSOFAスコアは，頻呼吸≧22回／分，収縮期血圧≦100，意識障害GCS (Glasgow Coma Scale) ＜15の3項目で評価するとされ，そのうち2つを満たすと敗血症を疑います（**表1**）[1].

そのため，みなさんが救急外来や一般病棟で敗血症を疑う患者に遭遇した場合には，qSOFAスコアが何点であるかをすぐに考えましょう．

❶qSOFAのスコアについて詳しく…
このqSOFAスコアは患者の死亡率とも深い関係があります．

その患者が亡くなる可能性はとても低いですが…

2点を超えると

死亡する可能性が上がります．救急外来において，qSOFAスコアが2点以上の患者の死亡率は24％であったという報告があります[2].

もしもみなさんが「敗血症かな？」と思ったときに，qSOFAが2点以上あるようでしたら，速やかに担当医に報告しましょう．そのままにしておくと敗血症性ショックに移行することもあります．

また，このqSOFAスコアは敗血症診断をするうえで大変重要なのですが，近年はqSOFAスコアだけでは敗血症患者さんを見逃す可能性も多く言われています．qSOFAスコアだけでなく，他のスコアなども併用すると良いでしょう．有名なものにNEWSスコアがありますが（**表3**），5点以上で敗血症を疑います．

ただ，このNEWSスコアはqSOFAスコアの3項目はそのまま重複して，さらにSpO$_2$，酸素投与の有無，体温，脈拍といった項目が追加されたものです．

そして，その項目のほとんどがバイタルサインですので，「何とかスコアが何点！」というよりも，バイタルサインの異常を正確に評価すること自体がqSOFAスコアやNEWSスコアの意義そのものとも言えます．

敗血症を疑ったら，正確にバイタルサインの評価を行いましょう．

表3　NEWS（national early warning score, ニューススコア）

	3	2	1	0	1	2	3
呼吸数	≦8		9〜11	12〜20		21〜24	≧25
SpO$_2$	≦91	92〜93	94〜95	≧96			
酸素使用		あり		なし			
体温	≦35.0		35.1〜36.0	36.1〜38.0	38.1〜39.0	≧39.1	
収縮期血圧	≦90	91〜100	101〜110	111〜219			≧220
心拍数	≦40		41〜45	51〜90	91〜1110	111〜130	≧131
意識レベル				覚醒			声かけに反応,痛みに反応または無反応

上記5点以上で敗血症の可能性が高くなる．
Oduncu AF, et al：Comparison of qSOFA, SIRS, and NEWS scoring systems for diagnosis, mortality, and morbidity of sepsis in emergency department. Am J Emerg Med, 48：54-59, 2021より一部引用

3　敗血症の初期治療について

敗血症においては速やかな輸液，抗菌薬投与が重要です（**図1**）．初期輸液の種類は乳酸リンゲル液（ラクテック®）などの細胞外液を負荷します．人工晶質液（ヘスパンダー®）やアルブミンなどは初期輸液としての投与は推奨されていません[3]．

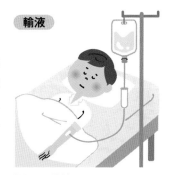

図1　輸液
速やかに輸液を行う

❶ 輸液
また輸液の投与量ですが，敗血症では体重あたり30mLを3時間以内に投与することが必要という意見があります．そのため，体重50kgの患者の場合，輸液量1,500mLを敗血症と認識して3時間以内を目安に投与することにな

ります.

しかしながら，適切な投与量は個々の患者によっても違いますので，あまり数字にとらわれすぎず，患者の状態の安定を目指しましょう.

❷ 治療薬

昇圧薬は敗血症においてはノルアドレナリンを第一選択としますが，十分な補液を行っても目標平均血圧が65mmHgを達成できないときに，昇圧薬を使用します. 以前はドーパミンが昇圧薬の第一選択としてよく使用されていましたが，不整脈や頻脈を助長する可能性があり，現在では第一選択薬としてほとんど使用されません.

また，敗血症では敗血症性心筋症とよばれ，心機能が低下することわかっています. そのため心原性ショックを併発することもあるため，適宜，患者の状態にあわせてドブタミンやアドレナリンなどを第二選択薬として，使用することがあります. また，バソプレシンも第二選択薬としての使用がしばしば行われます.

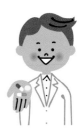

❸ 抗菌薬

次に抗菌薬投与ですが，抗菌薬は敗血症の根本的な治療の一つですので，とても重要となります.「抗菌薬の投与指示をもらったけど，投与し忘れた」とか「抗菌薬の投与指示もらったけど，忙しいから後でやろうかな」ということがあってはなりません.

敗血症に対する抗菌薬投与ですが，その投与は早いほど効果的です. 効果的というのは言い換えると，死亡率を下げることができます. 敗血症を認識して抗菌薬を3時間以内に投与できないと，死亡のリスクを1.27倍上げるという報告があります[4].

気をつけるべき他のポイントとして，抗菌薬の効果が低い膿瘍などは，感染巣のコントロール（ドレナージ手技，手術等）が重要となります.

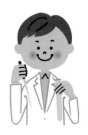

さらに抗菌薬投与をする前に血液培養2セットを含めて，各種検体（尿，喀痰，など）の培養検査を実施します. 培養検査は抗菌薬が効くかどうかの細菌の感受性の情報を得るため

にも重要ですし，検出された菌の種類によって，感染源がわかる場合もあります．

　培養検査結果から，時に抗菌薬の投与期間を決定したり，また患者の背景に何か基礎疾患が隠れていないかを推察することが可能な場合があります．そのため抗菌薬投与をする場合には，「血液培養を採取するだろうから，消毒液や血液培養ボトルを準備しよう」と思い浮かべる習慣をつけましょう．

4 敗血症の治療効果の判定

　上記の敗血症の初期治療を行いますが，実際に患者の状態が改善したのかどうか，どう判断すればよいのでしょうか？

　まず，重要な指標は血圧であり，特に敗血症では平均血圧が重要となります（**表4**）．血圧は一つひとつに臨床的な意味があります．

❶ 収縮期血圧

　収縮期血圧は，左室の後負荷に関係があります．そのため外傷患者で動脈性出血がある場合には，収縮期血圧が上がり過ぎないように管理する必要があります．

❷ 拡張期血圧

　次に拡張期血圧ですが，冠血流量と密接な関係があります．冠血流量を増やしたいような病態では，拡張期血圧を保つことが重要です．

　そして，今回の平均血圧ですが，心臓以外の各臓器の血流と関係があります．臓器低灌流による臓器不全を抑えるには，平均血圧を保つ必要があります．そのため，敗血症では平均血圧は65mmHg以上を目標にするのです．

　逆に言うと65mmHg未満の場合には臓器への血流が十分ではなく，臓器不全を進行させることになります．敗血症が疑われる患者の血圧を測定した場合には，おおよその平均血圧を頭のなかで計算する習慣をつけておきましょう．

　次に，血中の乳酸値の測定も治療効果の判定の一つとなります．乳酸は嫌気性代謝の過程で産生されるため，患者のからだの一部への血流が低下し，組織低酸素状態にあることを意味します．そのため血中の乳酸値が18mg/

dL（もしくは2mmol/L）を超える場合には，注意が必要となります．白血球数，CRP値，プロカルシトニン値などのバイオマーカー測定は日毎単位での治療効果の判定の補助マーカーとして使用されますが，初期蘇生に対する時間単位の効果判定には不向きです．

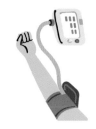

表4　平均血圧

平均血圧の計算式
平均血圧＝脈圧÷3＋拡張期血圧
（脈圧＝収縮期血圧－拡張期血圧）

単位はmmHg

5　観察のポイント

❶ ショック

　まず敗血症と診断したら，敗血症性ショックかどうかも観察しましょう．適切な輸液を行っても平均血圧が65mmHgを維持するために昇圧薬を使用し，かつ血中の乳酸値が18mg/dLを超えると「敗血症性ショック」の診断となり死亡率はさらに上がります．敗血症に早期に気がつき，敗血症性ショックへの移行を防ぐのも重要です．

　また敗血症性ショックでは，急な心停止などのリスクもあるために，観察をこまめに行う必要があります．

❷ 体温

　次に体温に気をつけましょう．「敗血症かな？」と思ったときに発熱ばかりに気を取られると，気づかずに見逃す可能性があります．敗血症では熱が出ない患者もいるからです．

　とくに，高齢者では発熱のない敗血症も多く，死亡率が高いです．しばしば病棟で「熱がないから敗血症じゃないよね」と言う声を聞きますが，熱がないからといって安心するのは禁物です．実際にNEWSスコア（**表3**）に注目すると，高体温よりも低体温の場合の方が，高い点数がつけられています．

　なお，発熱の有無は，今日の敗血症診断には関係ありません．「1まるっ

とわかる！日本版敗血症診療ガイドライン2020を解説」で述べたとおり，敗血症とは感染に伴う臓器障害だからです．

まとめ

- 「敗血症かな？」と思ったときにやるべきことやポイントを紹介しました．きちんと理解できましたでしょうか？ また今回紹介したように，敗血症の早期治療は大変重要で，そのためにも qSOFA や NEWS スコアを通じてバイタルサインを正確に評価しましょう．敗血症は一般病棟に入院しているどの患者でも急に発症する可能性があるため，十分注意して適切な観察とケアを心がけましょう．

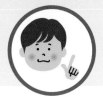

引用・参考文献

1) Seymour CW, Liu VX, Iwashyna TJ, et al. Assessment of Clinical Criteria for Sepsis: For the Third International Consensus Definitions for Sepsis and Septic Shock (Sepsis-3). JAMA. 2016;315(8):762-774.

2) Freund Y, Lemachatti N, Krastinova E, et al. Prognostic Accuracy of Sepsis-3 Criteria for In-Hospital Mortality Among Patients With Suspected Infection Presenting to the Emergency Department. JAMA. 2017;317(3):301-308.

3) Nishida O, Ogura H, Egi M, et al. The Japanese Clinical Practice Guidelines for Management of Sepsis and Septic Shock 2016 (J-SSCG 2016). Acute Med Surg. 2018;5(1):3-89.

4) Peltan ID, Brown SM, Bledsoe JR, et al. ED Door-to-Antibiotic Time and Long-term Mortality in Sepsis. Chest. 2019;155(5):938-946.

5) Oduncu AF, et al : Comparison of qSOFA, SIRS, and NEWS scoring systems for diagnosis, mortality, and morbidity of sepsis in emergency department. Am J Emerg Med, 48 : 54-59, 2021.

3 とくに注意すべき患者とは?

　前節までは敗血症のガイドラインと敗血症の見つけ方について勉強しましたが,敗血症を見つけた後に,どのような点に注意すれば良いのでしょうか? 敗血症と一言ではいえますが,そのなかでも軽症よりの敗血症と重症よりの敗血症患者がいます.

　また軽症よりの敗血症だと思っても,重症化しやすい人もいます.そのような人は重症化しやすい敗血症患者はどのような特徴があり,どのように見極めるのか,一緒に考えていきましょう.

1 敗血症に気がつきにくい患者

　敗血症は気がつけば,速やかな治療へと結びつけることが可能ですが,気がつきにくい患者も多いです.敗血症に気がつきにくい患者として,小児,高齢者,寝たきり,外科手術後,などが挙げられます.

　これらの患者に共通することとして,意思疎通が困難であったり,体力の余力がそれほどない,ことが挙げられます.それぞれの敗血症の問題点と特徴について,見ていきましょう.

2 小児の敗血症

　小児の敗血症は,小児入院患者の2.8%とそれほど多くはありませんが,発症してもわかりにくいのが特徴です(**図1**)[1].さらに発症すると小児ICUでは4人に1人が小児敗血症で亡くなっており,重篤な転帰となる可能性があります[1].小児がうまく自分の症状を説明できないことは診断を難しくしている要因の一つです.とくに,赤ちゃんになると泣く以外に訴える方法がありません.赤ちゃんの機嫌が悪いということは,敗血症を早期に見つけるサインともなります.

　またバイタルサインに関しては,小児では成人と比較すると頻脈傾向です.さらに血圧測定ですが,自動血圧計での測定が難しい場合には手動で測定し

たりもしますが，血圧を測ること自体が困難なことがあります．これらの理由から，小児においてはバイタルサインを用いた敗血症の初期のサインを見つけにくいです（**表1**）．また，敗血症ショックの診断には血中乳酸値の測定が必要ですが，成人と比較すると，乳酸値は上昇しにくく，また採血すら時に難しい場合があります[1]．そのため診断だけでなく重症化を認知することも難しくなります．

　そして，仮に敗血症と診断できたとしても，末梢点滴ラインや中心静脈カテーテルの確保，血液培養の摂取等が成人と比較して難しいため，抗菌薬投与などが遅れてしまいがちです．社会的背景でも，治療にあたっては，治療の必要性を小児本人が理解することは難しいことから，家族への説明が成人以上に重要となります．

　そのため，成人と比較すると，敗血症の診断が難しく，診断できたとしても，いろいろなことに時間がかかってしまうのです．

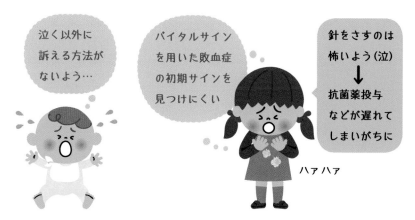

図1　小児の敗血症は発症してもわかりにくい

表1　小児の脈拍数，血圧，呼吸数の正常値

年齢	脈拍数 （回/分）	血圧 (mmHg)		呼吸数 （回/分）
		収縮期血圧	拡張期血圧	
新生児	120〜140	60〜80	60	35〜50
乳児	110〜130	80〜90	60	30〜40
幼児	100〜110	90〜100	60〜65	20〜30
学童	80〜90	100〜120	60〜70	20
成人	70〜80	120〜130	70〜80	16〜18

文献2）より引用

3 高齢者の敗血症

　高齢者は自覚症状が欠如していたり，熱が出ないこともあるため，診察をしても敗血症と気づきにくいことが挙げられます．

　また，敗血症は高齢者の病気ともいわれており，敗血症の約6割が65歳以上の高齢者であり，また敗血症で死亡する患者の多くが高齢者となっています．高齢者では老化にともなって，さまざまな生理的機能が減退しています[3]（表2）．免疫機能についても例外ではなく，高齢者の免疫機能は低下しており，感染に対する防御力は弱いです．そのため敗血症を発症しやすく，また発症した場合には重症化しやすくなるのです．

　さらに非典型的な主訴も多く，診断が難しいことも経験します．

　たとえば個人的に経験した症例では，腕が痛いという主訴で敗血症に遭遇したことがあります．腕にはとくに蜂窩織炎などの所見はなく，腹腔内感染からの敗血症でした．どうやら体の倦怠感があり腕にその自覚症状が強く出ていたようなのですが，「腕が痛い」という主訴から敗血症にたどりつくのは，難しいと思います．

　その他にも本人の自覚症状が全くありませんでしたが，尿路感染症からの敗血症を起こしていた経験などもよくあります．

　また，認知症があると意思疎通が困難なため，敗血症の診断はさらに難しくなります．寝たきりの患者は自身の主訴をうまく伝えられないことが多く，寝たきりの状態ではさらに尿路感染症，褥瘡や関節炎のリスクが増え，敗血

症となることがあります．寝たきりでない患者と比べると，鑑別すべき敗血症の原因がより増えます．

　また高齢者では熱のない敗血症はけっして稀ではありません．一般に熱の出ない敗血症はより重症となることが知られています．敗血症においては，低体温も臓器障害の一つであるという考え方です[4]．血流障害・血管内皮細胞障害などが，敗血症で低体温となる原因の一つと考えられています．

　以上のように高齢者の敗血症は，とくに気をつける必要があると思います．

表2　加齢による生体の生理学的変化

生理学的機能	老化による変化
脳神経系	脳代謝の低下 認知機能の低下
呼吸器系	肺活量，肺コンプライアンス，1秒率， 肺拡散能などの低下 咳嗽反射の低下 残気量の増加
循環器系	心拍出量の低下 動脈硬化による末梢血管の増大 収縮期高血圧，血圧調節予備能の低下
消化器系	咀嚼や嚥下機能の低下 消化液分泌機能の低下 腸蠕動機能の低下
腎・泌尿器系	尿の濃縮機能の低下 腎血流量や糸球体ろ過量の低下 エリスロポエチン産生能の低下
代謝・内分泌系	基礎代謝量の減少 空腹時血糖値の上昇 性ホルモンや成長ホルモンの分泌低下 性腺刺激ホルモンの増加
血液	造血機能の低下
筋骨格系	筋肉量の低下 筋骨格系細胞の細胞内水分量の低下 骨密度・骨量の減少
皮膚	体温調節機能の低下 保湿機能の低下

「腕が痛い」という主訴で
敗血症だったことも….

腕が痛い

原因は腹腔内感染でした….

高齢者は，以下の原因
から敗血症に気づきに
くい！
・自覚症状がない
・生理学的機能減退
・認知症など意思疎通
　が困難なことがある

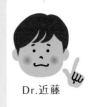

Dr.近藤

4　外科手術後の敗血症

　外科手術後の患者は，敗血症でなくても，手術による侵襲下にあり体力が低下しています．そこで敗血症に罹患すると，元気なときよりも重篤化しやすいという特徴があります．

　さらに外科手術後には敗血症でなくても発熱を認めることも多く，痛みや体調不良の訴えがあったとしても，一見して手術によるものと考えてしまいがちです．さらに色々なドレーンが体内に入っているのも外科手術後の患者さんの特徴です．

　そのためドレーンの逆行性感染から敗血症を起こしたり，創部感染や縫合不全，膿瘍形成による敗血症を起こすことがあります．また中心静脈栄養を実施している術後患者ではカテーテル感染からの敗血症に注意が必要です．

　なお厚生労働省の報告によれば2019年の手術部位感染率は，膵頭十二指腸手術では25.5％にものぼります[5]（**表3**）．感染症は局所で抑えられると敗

血症にはなりませんが，悪化して全身へと炎症が波及すると，敗血症へと進展します．さらに手術によっては人工物を体内に留置しますが，人工物は生体にとっては異物ですので，敗血症のリスクとなります．また男性という性別も外科手術後の敗血症のリスクファクターとなると報告されています[6]．

　外科術後関連の敗血症では，起炎菌に黄色ブドウ球菌などのグラム陽性球菌が多いことも特徴の一つです．また菌が耐性をもつ場合も多いため，時にその治療に難渋することになります．

5 その他，重症化しやすい患者さん

　その他，敗血症となった場合に重症化しやすいリスクファクターとして，糖尿病，ステロイドや免疫抑制薬内服中，担がん患者，脾臓摘出後，などがあります．また近年では元々その人が生まれ持った遺伝子でも，敗血症の重症化の有無に関与すると考えられています[7]．

表3　手術と手術部位感染率

術式	手術部位感染率 (%)
膵頭十二指腸切除術	25.5
食道手術	17.5
肝胆膵手術 (胆道再建を伴わない肝切除，膵頭十二指腸切除，胆嚢のみに対する手術を含まない)	15.6
小腸手術	12.0
胃全摘術	10.1
大腸手術	9.3
胃の切開または切除 (幽門側胃切除と胃全摘を除く) 迷走神経切離術，噴門形成術は含まない	7.2
胆道再建を伴わない肝切除	6.7
虫垂切除術	4.4
胆嚢手術	2.6
ヘルニア手術 (鼠径部・大腿部・臍)	0.7

膵頭十二指腸切除術では，手術部位感染率（%）が25.5%にものぼる．
文献4）より引用

6 観察のポイント

細めな観察による敗血症の早期発見と，敗血症になってから重症化のサインを見逃さないことが重要となります．

- 小児の敗血症では呼吸数が敗血症の早期診断のポイントとなります．小児ではバイタルサインの異常は呼吸に現れやすいためです．また，呼吸回数が正常範囲内でも陥没呼吸やシーソー呼吸などを認める場合には，注意が必要です．
- 高齢者の敗血症では，体温が正常だからといって安心してはいけません．低体温や平熱の敗血症に注意しながら観察しましょう．
- 術後敗血症ではドレーンの扱い方や創部などの手術に関連した敗血症に注意して，観察しましょう．

まとめ

敗血症でとくに注意すべき，高齢者，小児，外科術後の敗血症について解説しました．

患者を注意して観察し，早期に敗血症を認知し速やかな治療をすることで予後の改善が可能となります．この節で注意すべき患者をあらためて再認識して，今日からより自信をもって，敗血症の観察・ケアを行いましょう．

引用・参考文献

1) Cruz AT, et al.：Updates on pediatric sepsis. J Am Coll Emerg Physicians Open, 1（5）：981-993, 2020.
2) 江口正信編著：新訂版 根拠から学ぶ基礎看護技術．サイオ出版，2015.
3) De Gaudio AR, et al.：Pathophysiology of sepsis in the elderly：clinical impact and therapeutic considerations. Curr Drug Targets, 10（1）：60-70, 2009.
4) Steiner AA, et al.：Should we assume that hypothermia is a dysfunction in sepsis? Crit Care, 21（1）：8, 2017.
5) 厚生労働省：院内感染対策サーベイランス事業
   https://janis.mhlw.go.jp/report/ssi.html（2023年1月閲覧）
6) Gabriel V, et al.：Risk Factors for Post-Operative Sepsis and Septic Shock in Patients Undergoing Emergency Surgery. Surg Infect（Larchmt），20（5）：367-372, 2019.
7) Wong HR：Clinical review：sepsis and septic shock—the potential of gene arrays. Crit Care, 16（1）：204, 2012.

Column2　診療看護師（ナース・プラクティショナー）とは？

　より医師に近い業務ができる診療看護師（ナース・プラクティショナー：nurse practitioner：NP）ですが，米国などの海外の医療現場では浸透しています．一方で日本では未だにNPとして業務ができる病院は限られています．

　日本のNPはそもそも国家資格ではなく，日本NP教育大学院協議会と日本看護系大学協議会がそれぞれNP制度を提案しています．この2団体に日本看護協会も加わり，自民党看護問題小委員会宛に「ナース・プラクティショナー（仮称）制度の創設に関する要望書」を提出したようです[1]．

　海外のNPは，腹腔穿刺・気管挿管・手術助手などを行っており，医療ニーズの高い日本でも活躍の場は多くありそうです．

　ただし注意点ですが，診断・処方・手術の執刀は医師しかできません．また2022年11月現在の法律では看護師は医師の指示がなければ医行為を行うことはできず，法律に違反すると当然ながら罰則を受けることになります．そのため，現在の法律ときちんと照らし合わせながら，無理のないようにNPとしての業務を実践することが重要です．

　今後ますます増える日本の医療ニーズに対応するには，看護師のみなさんの力が必要不可欠です．看護師の活躍の場が広がる可能性を秘めたNPに，大きな期待をしています．

引用・参考文献

1）公益社団法人日本看護協会：重点課題．ナース・プラクティショナー（仮称）制度構築．https://www.nurse.or.jp/nursing/np_system/index.html（2023年2月閲覧）

4

外傷後敗血症のケア

敗血症とは

　今回は外傷後敗血症のお話になります．外傷ですが，日本では交通事故が徐々に減少傾向であるため，外傷患者も年々減っています．しかしながら，不慮の事故は若年者においては依然として死因の多くを占めていますし，外傷後に敗血症を起こすこともあります．

　外傷後に敗血症となるとどうなるのか，今回一緒に勉強しましょう．

1　外傷の基本事項

　外傷後敗血症を知るには，まず外傷のことを知っていないといけません．

　外傷は身体の外から物理的なエネルギーが加わることですが，日本では，交通事故，転倒，転落などが原因として多くなっています．またこれらの外傷は鈍的外傷（**図1**）とよばれており，ナイフで刺されるなどの鋭的損傷（**図2**）とは異なります．

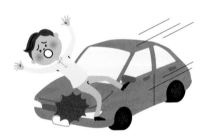

図1　鈍的外傷
交通事故，転倒・転落などが原因．

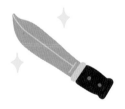

図2　鋭的損傷
主に創部だけの損傷．ナイフで刺されるなどが原因．

❶ 鈍的外傷の特徴

　鋭的外傷では主に創部だけの損傷となりますが，鈍的外傷では見た目の創部以外への身体ダメージが多く残ることになります．そのため予後も大きく異なり，たとえば鋭的外傷による心肺停止患者は救命のチャンスがありますが，鈍的外傷による心肺停止患者は救命することは極めて困難です．

❷外傷の評価

　次に，これらの外傷を医学的に評価するための指標として，重症度を示す ISS（injury severity score）とよばれるものがよく使用されます[1]．外傷のある部位を6部位[（1）頭頸部，（2）顔面，（3）胸部，（4）腹部及び骨盤内臓器，（5）四肢及び骨盤，（6）体表]に分けて その上位3つを抽出し，二乗して合計した値で評価します（**表1**）．

　たとえば，急性硬膜下血腫，顔面挫創，大腿骨頚部骨折3つの外傷がある場合には，（1）の頭頸部で4点，（2）の顔面で1点，（5）の四肢で3点となりますので，ISSを計算すると，$4^2+1^2+3^2=26$点となるのです．

　他の例を挙げると，もしも顔面挫創だけの単独損傷の場合には外傷部位が1つだけですので，ISSは1点となります．

　逆に4部位以上に外傷がある場合には，点数の高い3か所だけを選ぶということになります．

　なお6点は救命不可能と定義され，亡くなった患者に使用される点数ですので，通常，入院患者に使用されることはありません．医師がベッドサイドで「この外傷患者のISSは〇〇点だよね」と言っていた場合にはこのように計算をしていますので，ぜひ覚えておいてください．

　また，ISSが35点で救命率は50％程度というのは覚えておくと良いでしょう．そうするとこの患者が助かるのかどうか，概ね予測ができるので注意して観察すべき患者かどうか意識することができます．

　なお重症外傷とは，通常ISSが16点以上の外傷患者を指しますので，これも覚えておきましょう．

表1　ISSスコアの算出方法

点数	重症度
1	軽症
2	中等度
3	重症（骨折など）
4	重篤
5	瀕死
6	救命不可能

損傷部位を6部位[(1) 頭頸部，(2) 顔面，(3) 胸部，(4) 腹部および骨盤内臓器，(5) 四肢および骨盤，(6) 体表]に分けて 各部位の上位3つを抽出しそれぞれを二乗して合計した値で評価します．

2 外傷後敗血症とは？

外傷後に敗血症となると，外傷後敗血症となるわけですが，通常の敗血症とはどう違うのでしょうか？

❶ 外傷後敗血症の特徴

外傷に直接関連するものと，そうでないものがあります．たとえば外傷により開放創があると，救急外来に来院する前に既に汚染された創部の状態であり，感染を起こして敗血症へと進展するリスクは高くなります．

また，開放創がない場合でも血腫の感染や治療に伴う感染症から敗血症を起こしてしまいます．

さらに，頭部外傷患者は意識レベルの低下や嚥下機能の衰退により，誤嚥性肺炎からの敗血症を起こしやすいことが知られています．腸管損傷などの腹部の損傷でも，腹膜炎からの敗血症などを起こすことがあります．

一方で，外傷部位と直接関連しない敗血症もあります．外傷が原因で免疫力が低下し，敗血症となりやすいという考え方になります．これは，two-hit（ツーヒット，二段侵襲）とよばれる考えが重要になります[2]．

外傷後には生体侵襲に対して炎症反応が惹起されますが，その後に感染症に罹患して敗血症となると，侵襲が二度にわたって加わることになります．より簡単にイメージするなら，「怪我で弱ったため，普通の感染症にもかかりやすく敗血症になりやすい」という状況です（**図3**）．そのため，予後が悪そうということはなんとなくイメージできるのではと思います．外傷後敗血症は通常，敗血症に罹患するよりも死亡率が高く，また治療が難しいことになります．

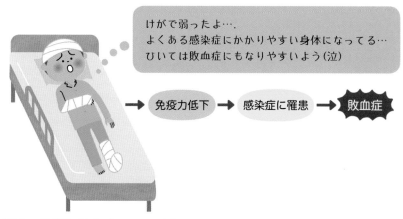

図3　外傷と敗血症：two-hit

医学的なメカニズムを説明すると，外傷（first hit）により炎症性サイトカインが誘導され，好中球などが準備状態になります．その後に細菌が生体内に入り感染（second hit）すると，準備していた好中球が活性化され大量のエラスターゼなどを一気に放出させるため，重大な免疫抑制状態となります．通常では軽微な侵襲で終わるものが，"two-hit" されることにより急激な全身性状態の悪化を引き起こすことになるのです．

「怪我で弱ったため，敗血症になりやすい」two-hitの医学的なメカニズム

　まず，外傷（first hit）により炎症性サイトカインが誘導され，好中球などが準備状態になります．その後に細菌が生体内に入り感染（second hit）すると，準備していた好中球が活性化され大量のエラスターゼなどを一気に放出させるため，重大な免疫抑制状態となります．通常のでは軽微な侵襲で終わるものが，"two-hit" されることにより急激な全身性状態の悪化を引き起こすということになるのです．

3　カテーテル関連血流感染からの敗血症

　外傷後敗血症では手術などのいろいろな治療介入により，体腔内にドレーンが留置されていることが少なくありません．カテーテルに関連した感染症をカテーテル関連血流感染（catheter related blood stream infection：CRBSI，**図4**）とよびますが，敗血症の原因となり得るので注意が必要です．

身体の外からカテーテルの内腔もしくは外表面を介して，微生物が体内に侵入してこのCRBSIが起こります．そのため，カテーテル皮膚挿入部からの感染を防止する目的で，カテーテル挿入部の洗浄や消毒，被覆のドレッシング交換も大切なケアとなります．ドレッシングにはガーゼ型またはフィルム型のものがよく使用されます．

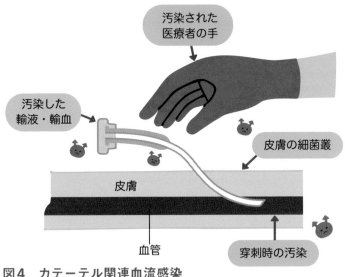

図4　カテーテル関連血流感染

❶CRBSIを発症した場合にまずやるべきこと

　まず，カテーテルの抜去となります．カテーテル抜去を行わずに抗菌薬投与を行っても通常，患者の状態は改善しません．

　さらに，敗血症を発症する前に不要なカテーテルを早めに抜去しておいて，敗血症の予防に努めておくことも大変重要です．

4 外傷後敗血症の予防は可能か?

　外傷後敗血症の予防ですが，外傷部位の感染があれば，重篤化した場合に敗血症へと進展する可能性があります．そのためには外傷部位の洗浄や汚染された創があれば，デブリードマンも重要になります．

　なお，敗血症予防のために抗菌薬もしばしば投与されますが，外傷後敗血症に対する予防的抗菌薬投与の有効性は現在のところ結論が出ていません[3]．病院の方針や医師の判断で抗菌薬投与を行ったり，行わなかったり，というのが現状かと思います(もちろん予防目的でない治療目的の抗菌薬投与は行います)．

　なお，外傷後敗血症に早期に気がつくことができるマーカーとして，プロカルシトニンが知られています．外傷患者は感染がない場合でも外傷による炎症などの生体反応のため，CRPや白血球などが上昇していることも少なくなく，敗血症の診断が難しいことがあります．プロカルシトニンはそのような場合に有効なバイオマーカーとされ，その有用性に関しては，複数の研究成果により支持されています[4]．

5 外傷後敗血症の予後

　通常の敗血症では予後が年々改善してきておりますが，外傷後敗血症の予後は実はあまり改善していないのです．2012年〜2016年において，米国における外傷後敗血症の発生率は6%程度であり，死亡率は研究期間を通じて横ばいでした[5]．敗血症全体の予後が改善している近年においては憂慮すべき状況であり，前述の"two-hit"の状態や外傷後敗血症は通常の敗血症よりも治療が難しいことなどが理由として挙げられます．

　また，外傷後敗血症は高い医療費の要因となっていることがわかっています．

日本の外傷後敗血症

　余談ではありますが，日本における外傷後敗血症の詳しい状況はあまりわかっていないため，個人的にその詳細を解明することに力を入れています．2021年に日本の外傷後敗血症に関して報告しましたが，日本では外傷後敗血症になると40％程度が命の危険にさらされ，また男性の方が女性よりも死亡率が高いことがわかりました[6]．

　敗血症では女性と男性のどちらが予後が良いのかは諸説あり決着がついていませんが，外傷は総じて男性の方が予後が悪いです．女性ホルモンが関与しているとも言われており，一般にピルを内服している女性は血栓を作りやすくなりますが，女性ホルモンは血栓傾向（止血効果）があり，外傷においては男性よりも血が止まりやすく予後が良いのではないかと言われています．

6　外傷後敗血症のケアで注意すべきこと

　外傷のケアにばかり目を取られて敗血症に気がつかない，ということがないようにしましょう．

　実際のところ，敗血症がなくても外傷そのものでqSOFAスコア（**表2**）が容易に2点以上となってしまうために，敗血症の診断がより難しくなります．きちんと敗血症に気がつくためには，普段の状態と比べて変化しているかが重要になります．外傷そのもので最初からqSOFAが2点であったとしても，入院途中で3点に変化した場合は要注意と言えます．

　また，先述したプロカルシトニン値などのバイオマーカー値も気がつくヒントになりますが，外傷部位に直接関連した敗血症であれば，外傷部位の発赤や疼痛などの増悪などがないかの観察項目も重要となります．

表2　qSOFAスコア基準

項目	点数
収縮期血圧 100mmHg以下	1
呼吸数 22回/分以上	1
意識レベルの変化 GCS<15	1

上記2点以上で「敗血症」を疑う．

42

まとめ

　外傷後敗血症は敗血症のなかでも予後の悪い疾患ですので，とりわけ注意しましょう．外傷部位に直接関連した敗血症では，ドレーンやカテーテルの状態，外傷部位の発赤や疼痛などの増悪などの観察項目に注意しましょう．外傷部位に直接関連しない敗血症では，「あれ，おかしいな」「敗血症かも」と感じたら早めに医師へ報告しましょう．

引用・参考文献

1) Linn S : The injury severity score--importance and uses. Ann Epidemiol, 5 (6) : 440-446, 1995.

2) Lasanianos NG, et al. : Second hit phenomenon: existing evidence of clinical implications. Injury, 42 (7) : 617-629, 2011.

3) Ma XY, et al. : Early prevention of trauma-related infection/sepsis. Mil Med Res, 3:33, 2016.

4) AlRawahi AN, et al. : The prognostic value of serum procalcitonin measurements in critically injured patients: a systematic review. Crit Care, 23 (1) : 390, 2019.

5) Eguia E, et al. : Trends, Cost, and Mortality From Sepsis After Trauma in the United States: An Evaluation of the National Inpatient Sample of Hospitalizations, 2012-2016. Crit Care Med, 48 (9) : 1296-1303, 2020.

6) Kondo Y, et al : Impact of Sex Differences on Mortality in Patients With Sepsis After Trauma: A Nationwide Cohort Study. Front Immunol, 12 : 678156, 2021.

熱傷後敗血症のケア

今回は熱傷後敗血症のお話になります．昔は「広範囲熱傷の患者が一人入院すると，治療にあたった医者が一人病院を辞める」，と揶揄された時代もあるように，広範囲熱傷の治療やケアはとても大変です．治療は長期間にわたりますし，また容易に敗血症に進展しやすいことも知られています．そのため熱傷後敗血症に関する知識はとても大事になりますので，一緒に勉強していきましょう．

1 熱傷の基本事項

熱傷は，体外の何らかの熱により皮膚や粘膜などに障害が生じる外傷とされています．そのため外傷の一つとも言え，また熱傷の皮膚障害の程度は接触する熱源の温度と接触時間によって決まります．

高温であれば短時間の接触でも熱傷となりますし，それほど温度が高くない場合には接触時間が長くなると熱傷になります．後者はいわゆる，"低温熱傷"ですね．そして熱傷の重症度は，障害された皮膚の深さで，主に**図1**のように分類されます．

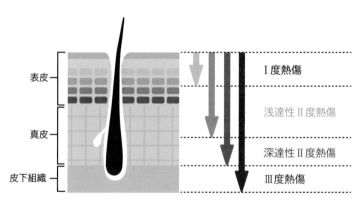

図1　深達度の違いによる熱傷分類

❶ Ⅰ度（epidermal burn：EB）

表皮のみの熱傷です．皮膚の赤み，むくみが生じます．痛みは強いものの，保存的加療で治癒が可能です．熱傷の痕もほとんど残りません．

❷ 浅達性Ⅱ度（superficial dermal burn：SDB）

真皮の表層部（有棘層・基底層）に到達する熱傷です．皮膚の赤み，むくみに加えて水疱（水ぶくれ）が生じます．鋭い痛みを伴いますが，通常，保存的加療で治療が可能です．時に色素沈着などで，熱傷の痕が残ることがあります．

❸ 深達性Ⅱ度（deep dermal burn：DDB）

真皮の深層部（乳頭層・乳頭下層）に到達する熱傷です．赤み，むくみ，水疱を生じます．皮膚付属器（体毛，汗腺など）や神経終末も障害されるため，痛みはSDBより強くなります．分層植皮術などを必要とすることが多くなります．

❹ Ⅲ度（deep burn：DB）

皮下組織まで及ぶ熱傷です．水疱は形成せず，血管傷害によって皮膚は白色（または黒色）になります．

また，知覚神経も障害されるため痛みはほとんどないです．通常，分層植皮術などの外科的治療が必要です．

熱傷創部の皮膚の深達度によって，症状だけでなく，治療方法なども異なるのが特徴です．

2 熱傷後敗血症とは？

熱傷では皮膚のバリアがなくなるため，創部の感染から敗血症を起こしやすくなります．とくに広範囲熱傷になると敗血症のリスクが上がるため，いかに敗血症へ進展させないかが重要となります．

それでは熱傷患者はどのように敗血症へと進展するのか考えてみましょう．

❶ 熱傷から敗血症への進展

熱傷直後（図2）

　まず，熱傷の超急性期には敗血症にならないと言われています．それは，熱傷患者では皮膚が熱で障害されるということは同時に皮膚の常在菌も死滅しているということでもあり，無菌に近い状態と考えられているからです．

　また，熱傷では受傷直後から血中のTNF-αやIL-1βなどの炎症性サイトカインが高くなっており，細菌の増殖が抑制されます．

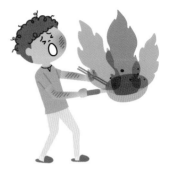

図2　熱傷直後
熱傷直後は，皮膚の常在菌も死滅.

数日後

　しかしながら，その数日後（受傷後約5〜7日目）には，過剰な抗炎症作用により免疫応答細胞の機能が抑制され免疫抑制状態に陥り，敗血症を起こしやすくなります．

　さらに熱傷初期には無菌であった皮膚に細菌がくっつきますが，その細菌は院内からもらうものでありますので，院内感染のような状況となって，耐性の強い緑膿菌やMRSAなどが感染した敗血症となります（**図3**）．

　なお，熱傷部位ではバイオフィルムも容易に形成し，バイオフィルムを形成すると抗菌薬は非常に効きにくくなり，場合によってはバイオフィルムごと菌が体にばらまかれることもあります．

　加えて，熱傷患者は敗血症でない状態でも頻脈，発熱，採血検査での炎症所見の上昇，などを認めるため，敗血症を発見することが大変難しいです[1]．これらの理由から，熱傷後敗血症は，治療や早期発見ができずに予後不良な疾患となってしまうのです．

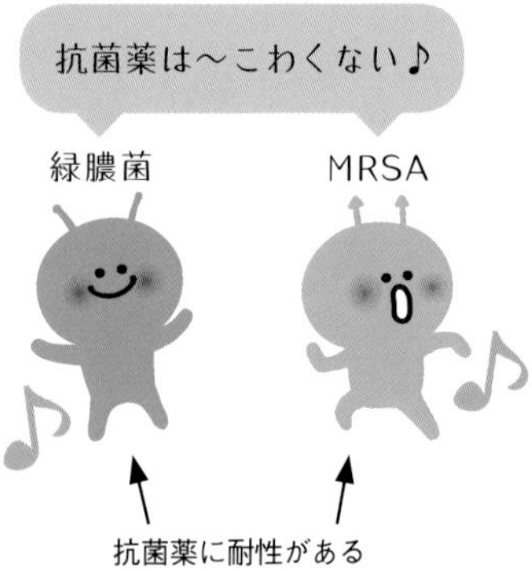

抗菌薬は〜こわくない♪

緑膿菌　　　MRSA

抗菌薬に耐性がある

図3　耐性菌

3 熱傷後敗血症のケアと予防

毎日熱傷創部を清潔に保っておくことが，熱傷後敗血症の予防につながります．

❶ 看護師の装備

20％以上の広範囲熱傷を治療する場合には，手袋，マスク，ガウンなどを着用するスタンダードプリコーション（標準予防策）が必要となります[2]．

一つ古い『熱傷診療ガイドライン改訂第2版』や標準予防策ガイドラインでは熱傷面積が30％以上の場合に標準予防策を実施するように記載されていましたが，熱傷面積20〜30％でも感染症による死亡が多いため，20％以上で標準予防策を行うようになりました[3]．

  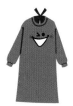

❷ 患者の部屋

広範囲熱傷では患者を個室管理として治療することも重要で，個室管理によりアシネトバクターや多剤耐性緑膿菌などによる感染のリスクを減らすことができます．もちろん定期的な医療機器の清掃や感染源サーベイランスが重要なことは言うまでもありません．

❸ シャワー

シャワー浴は一見すると皮膚から汚れ洗い落とすので良いことのように思いますが，注意が必要です．病院内のシャワーがある場所は水分が多いですから，アシネトバクターや多剤耐性緑膿菌の住処となっていることも多く，熱傷部位から感染し，敗血症へと進展してしまうことも経験します．『熱傷診療ガイドライン改訂第3版』でもシャワー浴はあまり推奨されておらず[2]，とくに，熱傷早期の壊死組織が多い時期にはあまり行わない方が良いでしょう（**図4**）．

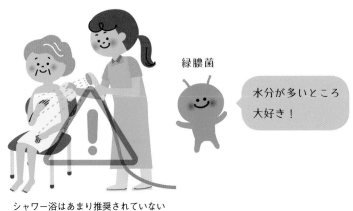

緑膿菌

水分が多いところ
大好き！

シャワー浴はあまり推奨されていない
図4 シャワーは注意

❹ 肛門周囲・臀部

肛門周囲や臀部の熱傷では患者自身の便により熱傷創部が汚染する可能性があります．患者のケアをしていて，「便で熱傷創部が汚染されるかもしれない」と思った場合には医師へ積極的に肛門内留置型排便管理チューブの使用などを提案しましょう[4]．

なお，便が出るからといって経腸栄養を止めて静脈栄養にする必要はありません．熱傷患者にとって栄養は全身状態の改善のために極めて重要であり，受傷後24時間以内の早期経腸栄養が勧められています[2]．

❺ カテーテルなど

中心静脈カテーテルや観血的動脈圧ラインなどは，熱傷の汚染された創部が近ければ感染のリスクが高まります（**図5**）．そのため日々のケアの際にはカテーテルの刺入部が汚染されないように細心の注意が必要です．さらに熱傷患者では免疫抑制状態であるためカテーテル関連感染を起こしやすく，カテーテルが不要と判断されれば，医師と相談して速やかに抜去しましょう．

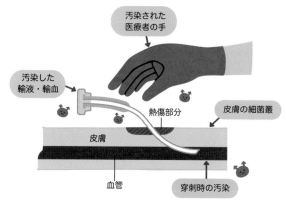

図5　カテーテル関連血流感染

❻ 植皮手術後

　熱傷の植皮手術がうまくいき，熱傷部位が上皮化してしまえば，熱傷創部から敗血症となるリスクは急激に下がります．敗血症をくり返しやすく，また起炎菌が治療しにくいために，熱傷後敗血症はその予後は悪いです．患者の状態をよく観察して，熱傷患者の敗血症への進展を防ぎましょう．

4 熱傷患者に対する予防的抗菌薬投与

　予防的抗菌薬投与とは感染徴候のない患者に対して，感染症の予防を目的に抗菌薬を投与することを指します．

　そして，熱傷患者には基本的に予防的抗菌薬投与は不要です[5]．予防的抗菌薬投与の安易な投与は耐性菌を増やし，最終的に抗菌薬が効かない状況を作ってしまいます（**図6**）．予防的抗菌薬投与を考慮してもよいのは，リスクの高い患者のみとされています（**表1**）．

　いずれ感染により敗血症の至る可能性が高いものだけであり，ルーチンでの予防的抗菌薬投与は不要です．もちろん感染がはっきりしている熱傷では抗菌薬を治療として用いるのは，全く問題ありません．

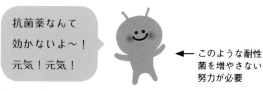

図6　耐性菌

表1　予防的抗菌薬を考慮してもよい熱傷患者

項目	予防的抗菌薬投与を考慮される熱傷患者の状態
1	汚染もしくは感染が疑われる部位を有する熱傷症例の周術期
2	中毒性ショック症候群（TSS），中毒性ショック様症候群（TSLS）などの重症感染症（とくに小児），あるいは溶血性連鎖球菌や大腸菌，クレブシエラ菌などの侵襲性が強い細菌感染の予防
3	汚染創があり体表面積の20 〜 40％以上の熱傷で下記のいずれかに該当する A）易感染性と考えられる（糖尿病，肝硬変，免疫不全，ステロイド・免疫抑制剤・抗がん薬投与中，白血病など血液疾患，悪液質など） B）AIDSなどの免疫不全 C）大血管内留置カテーテル，とくに心臓内にカテーテルを留置している D）気道熱傷合併

文献2）を参考に作成

まとめ

熱傷後敗血症は敗血症のなかでも予後の悪い疾患です．
熱傷の特殊性を理解し，不要なカテーテルをできるだけ
減らすなどして，適切なケアで予後改善を目指しましょう．

引用・参考文献

1) Greenhalgh D, et al. : American Burn Association Consensus Conference on Burn Sepsis and Infection Group. American Burn Association consensus conference to define sepsis and infection in burns, J Burn Care Res, 28（6）: 776-790, 2007.
2) 日本熱傷学会：熱傷診療ガイドライン改訂第3版．2021.
https://minds.jcqhc.or.jp/docs/gl_pdf/G0001306/4/Burns.pdf
3) Siegel ID, et al: 2007 Guideline for Isolation Precautions: Preventing Transmission of Infectious Agents in Health Care Settings. Am J Infect Control, 35（10 Suppl 2）:S65-l64, 2007.
4) Bordes J, et al. : A non-surgical device for faecal diversion in the management of perineal burns. Burns, 34（6）: 840-844, 2008.
5) Steer JA, et al. : Randomized placebo-controlled trial of teicoplanin in the antibiotic prophylaxis of infection following manipulation of burn wounds, Br J Surg, 84（6）: 848-853, 1997.

Memo

6

軟部組織感染症による
敗血症のケア

軟部組織は表皮・真皮・皮下組織・筋肉に大別されますが，通常，外界と接している表皮以外は無菌状態にあります．しかしながら，この無菌部分に細菌が侵入して感染症を引き起こし，軟部組織感染症による敗血症へと進展することがあります．

軟部組織感染症による敗血症は敗血症全体の約10％程度ですが，グラム陽性球菌が気炎菌として多いなど[1]，軟部組織による敗血症に特徴的なポイントも多くあります．軟部組織感染症による敗血症のケアについて，一緒に考えてみましょう．

1 軟部組織感染症による敗血症

軟部組織感染症では軟部組織の感染する深さにより，主に**図1**の丹毒，蜂窩織炎，壊死性筋膜炎，の3つの疾患に分けられます．

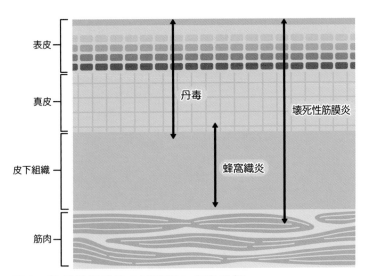

図1 軟部組織感染の深達度と疾患分類

　軟部組織感染症全体から見ると敗血症へと移行するのはそれほど多いわけではありませんが，後述の壊死性筋膜炎では敗血症へ容易に進展します．さらに，敗血症へ移行すると予後が悪化しますので，注意してケアをしましょう．それでは3つの疾患を勉強していきましょう．

❶ 丹毒

症状

　丹毒は表皮の下にある真皮とよばれる部位の感染によって起こる炎症性疾患です．顔と下肢に好発する浮腫性の紅斑であり，発熱，悪寒，病変部の圧痛などを主な症状とします．紅斑は表面が緊張して光沢があり，境界線が明瞭で，周囲の正常な皮膚と明確に区別できることが特徴です．

起炎菌

　A群溶血性連鎖球菌が多く，小児や高齢者に多く認められ，敗血症への移行はあまりありません．しかしながら丹毒は再発することがあり，さらに血栓性静脈炎，膿瘍，壊疽を合併することもあるため注意が必要な疾患です．

❷ 蜂窩織炎

症状

　蜂窩織炎は真皮から皮下脂肪へのびまん性化膿性炎症疾患で，局所の発赤や腫脹を呈します．

　起炎菌が小さな傷などから皮下組織へ侵襲して感染を起こすケースと，骨髄炎や血流感染から二次性に蜂窩織炎となる機序の2つがあります．前者では足白癬が原因で菌が侵入し，蜂窩織炎となることが多いです．

　そのため，普段のケアで足を清潔に保っておくことは蜂窩織炎による敗血症の予防へとつながり，大事なこととなります．

　主に黄色ブドウ球菌や連鎖球菌ですが，インフルエンザ桿菌や大腸菌なども原因となることがあります．

❸ 壊死性筋膜炎

　敗血症へ移行しやすい有名な疾患として，壊死性筋膜炎があります．表層の筋膜から皮膚までの軟部組織の壊死を引き起こします．早期では，圧痛・腫脹・熱感などの症状では，蜂窩織炎との鑑別が難しいですが，水疱があると，壊死性筋膜炎を強く疑います（**表1**）．

　発熱などの全身症状と感染した軟部組織部位の強い痛みを訴え，四肢や陰部に好発します（**図2**）．陰部に発生した壊死性筋膜炎は，フルニエ壊疽（Fournier's gangrene）とよばれ，中高年の男性に多く認められます．

起炎菌

　健常人ではA群β溶血性連鎖球菌などですが，糖尿病・肝硬変・免疫抑制状態にある患者ではしばしば嫌気性菌が原因となり，また好気性菌と嫌気性菌の混合感染を認めることもあります[2]．また，ビブリオ菌（*Vibrio Vulnificus*）は海水や魚介類を通じて起炎菌となり，壊死性筋膜炎のなかでも致死率が高く，致死率は64％ともいわれています[3]．壊死性筋膜炎の患者では，注意深く病状の進行を観察する必要があります．

表1　壊死性筋膜炎の病期

ステージⅠ（早期）	ステージⅡ（中期）	ステージⅢ（後期）
・圧痛 ・腫脹 ・熱感	・水疱 ・皮膚の波動 ・皮膚の硬結	・血性の水疱 ・知覚鈍麻 ・握雪感 ・皮膚壊死

壊死性筋膜炎の患者さんでは，注意深く病状の進行を観察する必要があります．

Dr.近藤

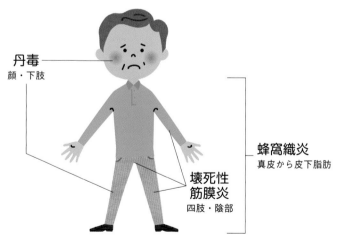

丹毒
顔・下肢

壊死性
筋膜炎
四肢・陰部

蜂窩織炎
真皮から皮下脂肪

図2　軟部組織感染症の好発部位

2 軟部組織感染症による敗血症の治療

抗菌薬・安静・デブリードマン

　前述のとおり丹毒では敗血症に移行することは少なく，蜂窩織炎において
もそれほど多くはありません．そのため基礎疾患のない丹毒の患者はペニシ
リン系抗菌薬（セフェム系抗菌薬も有効です），蜂窩織炎の患者では，まずセ
ファゾリンなどのセフェム系抗菌薬で治療します．

　蜂窩織炎となった局所を安静に保つことも有効です．一方で，壊死性筋膜
炎では容易に敗血症に移行しますので，早期の抗菌薬投与に加えて外科的な
デブリードマンが重要となります．抗菌薬は丹毒や蜂窩織炎の場合とは異な
り，嫌気性菌を狙った抗菌薬（クリンダマイシンなど）や広域抗菌薬（カルバペ
ネム系など）を選択することになります．とくに，デブリードマンなどの外
科的治療は病状の改善に大きな効果があります．

高気圧酸素治療装置がある病院では…

　高気圧酸素治療も考慮されます．敗血症性ショックへ移行するなど，重症
化すると死亡率は高く，四肢を切断せざるを得ないこともあります．なお，
敗血症性ショックへと移行した場合には，輸液に加えてノルアドレナリンな
どの昇圧薬の投与が必要となります．DIC (disseminated intravascular
coagulation,播種性血管内凝固症候群)を合併すれば抗凝固療法，ショック
状態が遷延する場合，ステロイドの投与なども考慮されます．

3 軟部組織感染症のケアと予防

❶観察

　軟部組織感染症の観察で重要な点は，目で状態の変化を把握することです．
たとえば皮膚の発赤にマーキングしたり，水疱がある場合には水疱が悪化し
たりしていないか，注意深く観察することが大事です．

❷ ケア

またケアにおいて重要な点は，感染した組織を清潔に保つことです．傷がある場合は毎日の洗浄処置などで病状悪化を防ぎますし，さらに，局所の安静も効果的と言えます．

なお，フルニエ壊疽などの肛門周囲の軟部組織感染症では便汚染が感染を増悪させてしまう大きな要因の一つです．そのため通常のケアでも創部の汚染が避けられない場合には，肛門留置型排便管理チューブ（フレキシシール®など）を使うことを医師に提案しても良いでしょう．

肛門留置型排便管理チューブの主な目的

①便による創汚染・創感染予防

②便失禁関連皮膚障害高リスク患者の発症予防

③カテーテル汚染予防

肛門留置型排便管理チューブは多くの疾患で使用することができます．使用方法も簡単であり，バルーンを膨らませて，直腸底部（肛門にすぐ近い直腸）に留置します（**図3**）．

チューブにねじれや屈曲があると便で閉塞したり，横漏れの原因となるので，まっすぐになるように注意が必要です．また便が固い場合には排出しにくいため，ときに下剤などを併用して，便がチューブに出やすくなるようにすることも大事です．

ケアのポイント

フレキシシール®などはイリゲーションチューブが備わっており，チューブ洗浄用ポートかチューブ内を洗浄することができます．チューブ内の洗浄は閉塞予防に有効です．ただし長期留置すると，直腸に潰瘍を作ることもありますので，基本的には短期使用が望ましく，長期に使用せざるを得ない場合には医師と相談しましょう．

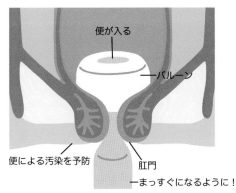

便による汚染などを予防するチューブ

図3　肛門留置型排便管理チューブの留置位置（直腸底部）

なお，肛門留置型排便管理チューブを用いても便汚染してしまう場合には，一時的に外科的に人工肛門を造設し，肛門から便を出ないようにすることもあります．便汚染で軟部組織感染症が増悪していると思われる場合には，早く上記のような対応を考えましょう．

ケアで気をつけるべきこと

　軟部組織感染がある部位で，マンシェットを巻いて血圧測定を行ったりしてはいけません（**図4**）．同様に下肢の軟部組織感染症において，患部に深部静脈血栓症予防のための間欠的空気圧迫装置（フットポンプ等）を巻くこともできません．

　患部への末梢静脈ライン確保やカテーテル類の留置も同様にやってはいけません．症状を悪化させる可能性があるため注意しましょう．

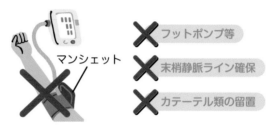

マンシェット

フットポンプ等

末梢静脈ライン確保

カテーテル類の留置

図4　軟部組織感染がある部位への禁止事項

まとめ

　軟部組織感染症による敗血症について概説しました．軟部組織感染症のなかでも，壊死性筋膜炎などは容易に敗血症へと移行し予後不良となります．さらに軟部組織感染症のケアにおいてはやって良いこと，悪いことを十分に理解して，敗血症に対する看護技術の向上に努めましょう．

引用・参考文献

1) Umemura Y, et al. : Current spectrum of causative pathogens in sepsis: A prospective nationwide cohort study in Japan. Int J Infect Dis, 103:343-351, 2021.

2) Wong CH, Wang YS. : The diagnosis of necrotizing fasciitis. Curr Opin Infect Dis, 18(2):101-6. 2005.

3) 大石浩隆，ほか：わが国におけるVibrio vulnificus 感染症患者誌上調査．感染症誌，80：680-689，2006.

Memo

子どもの敗血症のケア

敗血症というと高齢者のイメージが強いかもしれませんが，子どもも敗血症となり命にかかわることがあります．子どもの敗血症は成人と比べてわかっていないことが多く，データも少ないです．また成人のqSOFAスコアは小児ではそのまま使用することはできません．

そのなかでも，きちんと子どもの敗血症の対応をする必要があります．ここでは小児敗血症を一緒に勉強していきましょう．

1 小児敗血症

小児敗血症は病院受診患者の0.7％，小児入院患者の2.8％とそれほど多くはないものの，発症すると小児ICUでは4人に1人が亡くなっており，予後不良な疾患です[1]．

敗血症の原因となる感染部位として，呼吸器や血液（菌血症）が多くなっています（**表1**）．

また，病原体はグラム陰性菌・陽性菌が多くを占めますが，病原体が検出されにくいという特徴もあります（**表2**）．

また成人同様，罹患する場所によって病原体の種類が変わります．小児敗血症の市中発症の場合には，肺炎球菌，インフルエンザ桿菌，黄色ブドウ球菌，大腸菌などがあります．さらに髄膜炎による敗血症の可能性がある場合，特に生後一か月未満の場合にはリステリアを念頭におく必要があります．

一方，一般病棟や小児ICUで発症した小児敗血症では緑膿菌，アシネトバクター，メチシリン耐性黄色ブドウ球菌(methicillin - resistant *Staphylococcus aureus*, MRSA)，真菌なども考慮します．

次に，これら小児敗血症を治療していくわけですが，"小児は小さな大人ではない"（**図1**）ということを十分理解しておく必要があります．小児のバイタルサインは，成人と比較すると健康な状態でもやや血圧は低く，脈拍は高い傾向にありますので，バイタルサインの正常値自体が成人と異なります．

　さらに敗血症の治療法に関しては，薬の投与量だけでなく，成人と違う部分も幾分存在します．成人では推奨されている治療法が，小児では推奨されていない，ということがあります．つまり，ただ体重に応じて薬の量を調整すればよい，ということではありません．

　どこが成人と同じでどこか違うのか，観察やケアの際に注意すべき点はどこか，一緒に見ていきましょう．

表1　小児敗血症と感染部位

感染部位	小児敗血症に占める割合 (%)
呼吸器系	19〜57
血液系 (菌血症)	19〜68
腹腔内	8
神経系	4〜23
生殖・泌尿器系	4〜22
皮膚・軟部組織系	4

呼吸器や血液が多い．
文献1) より一部引用

表2　小児敗血症の原因となる病原体

病原体	小児敗血症に占める割合 (%)
病原体検出されず	35〜57
グラム陰性菌	12〜28
グラム陽性菌	16〜30
他の細菌	0.4〜0.7
真菌	4〜13
ウイルス	11〜21

病原体が検出されにくい．
文献2) より一部引用

図1　小児は小さな大人ではない

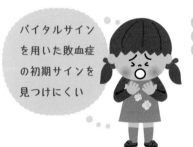

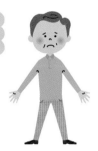

バイタルサインを用いた敗血症の初期サインを見つけにくい

小児は小さな大人ではない

どこが成人と同じでどこが違うのか，観察やケアの際に注意すべき点はどこか，一緒に見ていきましょう．

61

2 小児敗血症の診断

❶ PAT法

小児敗血症の診断ですが，まず小児患者に接触した際には第一印象をPAT (pediatric assessment triangle) 法で評価しましょう（**図2**）[3]．PAT法は，敗血症に限らず小児患者全般に用いることができますし，さらに優れている点は医療機器を用いずとも見た目で評価ができることです．そのため，看護師によるPAT法を用いた小児患者の初期評価は広く行われています．

❷ バイタルサイン

次にバイタルサインを計測しますが，感染症を疑う場合，ここで qSOFA スコア（**表2**）を用います[4]．

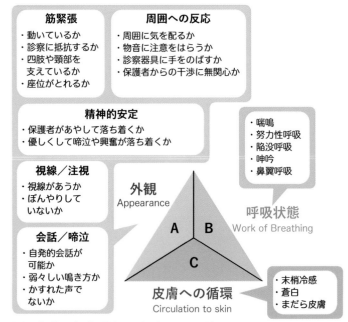

図2　小児患者の初期評価のためのPAT法

見た目で評価できる.
文献3）を参考に作成

qSOFAは「2「敗血症かな？」　と思ったらこうする！　敗血症の探偵になろう！」で紹介しましたが，項目は成人と同じになりますので，①〜③となります．

①呼吸数
②収縮期血圧
③意識レベル

表2　qSOFAスコア基準

項目	点数
収縮期血圧 100mmHg以下	1
呼吸数 22回/分以上	1
意識レベルの変化 GCS<15	1

上記2点以上で「敗血症」を疑う

しかしながら基準値は成人のものと異なります（さらに小児と言っても一様ではなく，年齢ごとに正常値が違うので気を付けましょう）．「3とくに注意すべき患者さん」で紹介した小児の収縮期血圧・呼吸数の正常値から外れたものを1点として，qSOFAスコアの点数をつけて合計2点以上となれば敗血症を強く疑います．

しかしながら小児ではqSOFAスコアの点数をつけることが難しい場合も多々ありますので，最終的には採血をしてSOFAスコア[5]をつけて敗血症の確定診断とする必要があります．

3　小児敗血症の初期治療

輸液量ですが，成人では細胞外液を30mL/kgを目標に初期輸液を行いますが，小児患者においてはやや少なめの10〜20mL/kgをボーラス投与しながらショック状態が改善するかどうかを判断することになります（図3）.

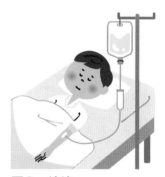

図3　輸液
小児では，10〜20mL/kgをボーラス投与しながらショック状態が改善するかを判断する．

小児における輸液反応の評価指標

- 毛細血管再充満時間（capillary refilling time：CRT）の短縮
- 血圧上昇
- 脈拍数の低下
- 尿量増加
- 意識状態の改善
- 末梢/中枢温度差の低下　などになります.

また小児においては，末梢静脈路の確保が難しい場合には骨髄路の確保も考慮します．輸液反応性が乏しい場合は，成人と同様に，アルブミン製剤の投与を考慮しても構いません．

　なお血圧の管理目標値の簡単な計算式として以下の式があります．

目標平均血圧＝55＋年齢×1.5mmHg

よく使用されますので，覚えておきましょう．

それでも循環状態が改善しない場合

　循環作動薬を投与しますが，小児ではアドレナリンもしくはノルアドレナリンが第一選択薬となります．成人の敗血症においては一番初めにアドレナリンを使用するケースは限られるため，この点は小児特有ともいえます．

ウォームショックとコールドショック

　末梢が温かい敗血症（ウォームショック）にはノルアドレナリン
　末梢が冷たい敗血症（コールドショック）にはアドレナリン
　を使用すべき，とされています．

　また，コールドショックでは末梢循環不全を避けるため，アドレナリンに加え，ドブタミンやPDE Ⅲ阻害薬の使用が考慮されます．医師が小児患者の状態を見て，いずれかの循環作動薬を使用する指示を出すと思いますので，実際の小児患者の手や足の末梢の状態がどうかを触ってみて，ウォームショックなのか，コールドショックなのかを確認しましょう．

抗菌薬・抗ウイルス薬の投与

　そして抗菌薬の投与も忘れてはなりません．小児の場合でも成人と同様，抗菌薬投与前に小児用血液培養ボトルを用いて検体を採取します．抗菌薬投与方法も成人と同様であり，経験的抗菌薬投与により幅広く起炎菌をカバーし，その後菌が判明し次第，デ・エスカレーション（**図4**）をする方法を取ります．また，小児では抗ウイルス薬の投与も重要となる場合があります．とくに単純ヘルペスウイルスの罹患率が高い生後一か月未満で髄膜炎などの中枢神経系の感染による敗血症が疑われる場合や感染巣が特定できない場合には抗ウイルス薬の投与を考慮します．抗菌薬や抗ウイルス薬の投与はできるだけ早い方が良いことは言うまでもありません．

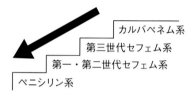

最初に広域スペクトラムを有する
抗菌薬を投与し，培養結果や臨床効
果を見ながら，抗菌薬を狭域スペク
トラムのものに変更したり中止す
ること

カルバペネム系
第三世代セフェム系
第一・第二世代セフェム系
ペニシリン系

図4　デ・エスカレーション

4　小児敗血症の集中治療

　初期治療の後には，小児患者の状態次第で集中治療に移行します．

❶ 推奨されていない治療法

小児敗血症では成人と比べて推奨されていない治療法も多く存在します．

- バソプレシンの使用
- ルーチンのステロイド療法
- 免疫グロブリン療法
- 腎機能障害を伴わない敗血症治療としての血液浄化療法

などの治療法は推奨されていません（腎機能障害時の血液浄化療法は行います）[6]．しかしながら，ステロイド療法に関してですが，先天性副腎皮質過形成症の患者や長期間ステロイド内服している小児患者ではステロイドの投与が必要となります．

❷ 輸血

輸血の基準ですが，循環動態の安定している小児敗血症の患者においてはヘモグロビン値7g/dLが赤血球輸血するタイミングとされており，成人の目標値と同じとなります．

人工呼吸器の使用ですが，小児患者は機能的残気量が小さいため，敗血症に罹患した場合には早期の気管挿管が必要となることが多々あります．いつでも気管挿管できるように準備をしておきましょう．

❸ ECMO

なお新型コロナ肺炎でも注目を浴びたECMO (extracorporeal membrane oxygenation：体外式模型人工肺) 治療ですが，小児の敗血症でも一定の有効性が支持されています．とくに新生児では救命率も高く，小児敗血症の患者にはECMO実施まで念頭においておきましょう．

5　新生児敗血症

新生児を含め，生後3か月未満で38℃以上に発熱した小児患者は必ず敗血症の可能性を念頭におく必要があります．というのは，生後3か月未満の小児患者は母親由来の各種感染症に対する抗体が体内に存在しているため，通常は免疫学的に防御された状態にあります．それでも発熱するということは何か重篤な状態が体で起こっているのでは，と考えるからです（実際に本当に重篤な状態であるのはそのうち，5〜15％程度とされていますが，油断は禁物です）．そのため救急外来であれば基本的に入院が必要になりますし，入院患者であれば，より注意深く状態を観察しなければなりません．当然，生後3か月未満の子どもは症状を訴えることができません．そのため機嫌が良いか，悪いか，を見極めることがとても大事になりますが，機嫌を評価する具体的な方法として，"グズグズする"，"あやしても泣きやまない"，"ミルクを飲まない"，"元気がない"，"眠る時間が短い"などを，いつもと状態が違うかどうかで判断することとなります（**図5**）．

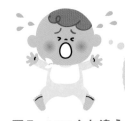

泣く以外に訴える方法がないよう…

図5　いつもと違う

6 小児敗血症でとくに注意すべきこと

　小児敗血症では"低血糖"を起こしやすいことが特徴です．小児は成人と比べて食事量が少なく，同時に筋肉や肝臓でのグリコーゲンの蓄えも少ないため，低血糖になりやすいと考えられています．そのため小児敗血症では血糖を常に意識して観察することを忘れてはなりません．ちなみに乳児，幼児では血糖の正常値が成人よりも低く，45mg/dL以下となっています．低血糖となると意識障害やけいれんなどの症状をきたし，場合によっては脳に思い障害を残したり，致死的となることもあります．そのため，小児敗血症の患者では定期的な血糖チェックが必要となります．もしも低血糖を認めた場合は，速やかにブドウ糖投与を行うなどで状態の改善に努めましょう．

　次に小児敗血症では家族の存在も治療を円滑にすすめるうえで重要な要素です．親は子供に対しては自分のこと以上に心配していることも稀ではありません．そのため，より細やかな病状説明，状態の観察，看護ケアなどが求められます．

まとめ

　小児敗血症について，診断，初期治療，集中治療について学び，さらに新生児敗血症へとくに注意すべきことなどを紹介しました．
今日から自信をもって，小児敗血症の患者の看護ケアを
実践していきましょう．

引用・参考文献

1) Cruz AT, et al.：Updates on pediatric sepsis. J Am Coll Emerg Physicians Open, 1 (5)：981-993, 2020.

2) Nishida O, et al.：The Japanese Clinical Practice Guidelines for Management of Sepsis and Septic Shock 2016 (J-SSCG 2016)．J Intensive Care, 6:7, 2018.

3) Warren D, et al.：the National Triage Task Force members. Canadian Paediatric Triage and Acuity Scale:Implementation guidelines for emergency departments. CJEM, 3 (4suppl)：S1-27, 2001.

4) Seymour CW, et al：Assessment of Clinical Criteria for Sepsis：For the Third International Consensus Definitions for Sepsis and Septic Shock (Sepsis-3)．JAMA, 315 (8)：762-774, 2016.

5) Singer M, et al.：The Third International Consensus Definitions for Sepsis and Septic Shock (Sepsis-3)．JAMA, 315 (8)：801-810, 2016.

6) Nishida O, et al.：The Japanese Clinical Practice Guidelines for Management of Sepsis and Septic Shock 2016 (J-SSCG 2016)．J Intensive Care, 6:7, 2018.

8

敗血症とは

敗血症による多臓器障害,
その対応は?

　敗血症による多臓器障害ですが,臓器障害が出たときにはどのように対応すれば良いのでしょうか? もちろん障害が出た臓器によってその対応は異なります.すべての臓器の対応をあげるとキリがありませんが,ここでは敗血症でよく障害される臓器を理解し,その臓器障害に対して適切に対応できるようになりましょう.

　それでは敗血症による多臓器障害とその対応について,一緒に勉強しましょう.

1 多臓器障害って何?

　ある原因による制御不可能な炎症反応,血管内皮細胞障害,臓器血流・酸素供給量低下等で,複数の生命維持に必要な臓器・生理系に進行性障害が起こることを多臓器障害と言います.

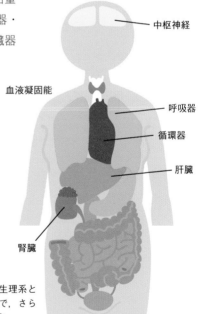

中枢神経

血液凝固能

呼吸器

循環器

肝臓

腎臓

敗血症による多臓器不全では,障害される臓器・生理系として,循環器系,腎,呼吸器系,が多いのが特徴で,さらに血液凝固系では合併すると死亡率が高くなります

図1　障害を受ける臓器・生理系

❶ 障害を受ける臓器・生理系

　肝，腎，心，肺，消化管，中枢神経系，循環器系，呼吸器系，血液凝固系，免疫系，内分泌系などがあります（**図1**）.

　臓器障害を受けた臓器・生理系の数が増加するほど生命予後が悪化するとされており，多臓器障害の評価には，「日本版敗血症診療ガイドライン2020を解説」（p.8）でもお話をしたSOFA（sequential organ failure assessment）スコアがよく使用されます（**表1**）[1) 2)]. このSOFAスコアは最低点が0点（最軽症），最高点が24点（最重症）ですが，死亡率と密接にかかわります. 5点を超えると死亡率が，20%を超えると言われていますので，覚えておきましょう.

表1　SOFAスコア

		0点	1点	2点	3点	4点
呼吸器	PaO_2/F_iO_2 (mmHg)	≧400	<400	<300	<200 ＋呼吸補助	<100 ＋呼吸補助
血液凝固能	血小板数 (×10³/μL)	≧150	<150	<100	<50	<20
肝臓	血漿ビリルビン値 (mg/dL)	<1.2	1.2〜1.9	2.0〜5.9	6.0〜11.9	>12
循環器		平均血圧 ≧ 70mmHg	平均血圧 < 70mmHg	DOA<5μg/kg分 or DOBの投与（量は問わない）	DOA5.1〜15μg/kg分 or Ad≦0.1μg/kg分 or NOA≦0.1μg/kg分	DOA>15μg/kg分 or Ad>0.1μg/kg分 or NOA>0.1μg/kg分
中枢神経	Glasgow Coma Scale (点)	15	13〜14	10〜12	6〜9	<6
腎臓	クレアチニン (mg/dL) 尿量 (mL/日)	<1.2	1.2〜1.9	2.0〜3.4	3.5〜4.9 <500	>5.0 <200

敗血症における臓器障害は，2点以上と定義された.
DOA：ドパミン，DOB：ドブタミン，Ad：アドレナリン，NOA：ノルアドレナリン，
SOFA：Sequential Organ Failure Assessment
文献1）2）より引用

なお多臓器不全という言葉も多臓器障害とほぼ同義ですが，可逆的で正常化することもあることから，現在では多臓器障害の方がより正確な表現だとされています．

2 敗血症による多臓器障害

　敗血症は多臓器障害を引き起こしやすいのですが，敗血症の定義は長い間，「感染症に伴う全身性炎症反応症候群(systemic inflammatory response syndrome：SIRS)」とされてきました．

　しかしながら2016年にSepsis-3とよばれる敗血症の概念が提唱された結果，敗血症とは「感染症に対する制御不能な宿主反応に起因した生命を脅かす臓器障害」と定義されました．より簡単な言葉で言うと，「感染による全身の炎症反応」から「感染による臓器障害」(**図2**)へ敗血症の定義が変更されたのです．

　そのため現在は「敗血症」と言うと，既に臓器障害があることを暗に含んでおり，敗血症のなかでも複数(2つ以上)の臓器・生理系が侵される状態が，「敗血症による多臓器障害」です．

　敗血症による多臓器不全では，障害される臓器・生理系として，循環器系，腎，呼吸器系が多いのが特徴で，さらに血液凝固系では合併すると死亡率が高くなります．

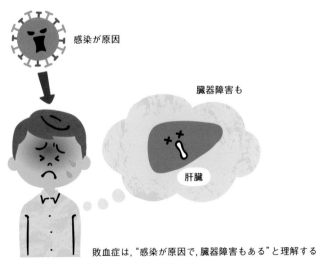

感染が原因

臓器障害も

肝臓

敗血症は，"感染が原因で，臓器障害もある"と理解する

図2　敗血症(感染による臓器障害)

70

3　敗血症による多臓器障害はなぜ起こるか？

敗血症による多臓器障害の原因ですが，そのメカニズムは単一ではなく，色々な要因が加わることによって発症します．その要因として，**図3**①〜⑥などが挙げられており，これらが複合的に関与し，多臓器障害へと進展します．

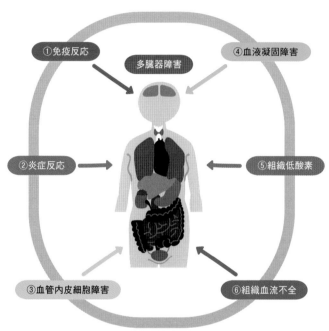

図3　敗血症による多臓器障害の要因

4　敗血症による多臓器障害の対応

敗血症による多臓器障害への対応ですが，多くの症例では敗血症の標準的な治療を行えば，多臓器障害へ対応できます．実際には外科的ドレナージや抗菌薬などで敗血症の原因となる原因菌への治療を行いつつ，臓器障害が進行しないように，いろいろな治療やケアを組み合わせます．以下でより具体的に，多臓器障害へ対応の一部をご紹介します．

❶ 循環器系

> 輸液

まず初期輸液が大変重要となります(**図4**).

　初期輸液は乳酸化リンゲル液(ラクテック®)などの細胞外液を30mL/kg(体重50kgの人であればⅠ,500mLとなります)程度,3時間以内に投与します.輸液製剤は通常500mLでⅠ袋なのでザックリ,「輸液3本を3時間以内」と覚えておきましょう.

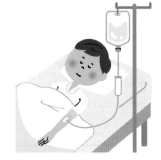

図4　輸液
速やかに輸液を行う

> 輸液後も低血圧が持続したり,ショック状態にある場合

　循環作動薬の一つであるノルアドレナリンを使用します.ノルアドレナリンは原液のままでは通常使用しません.投与例として,ノルアドレナリンⅠA(I0mg,ImL)5本を生理食塩水45mLに溶解し,合計50mLとします(濃度はImg/mLとなります).敗血症性ショックにおいてノルアドレナリンは0.05γ程度から使用しますので(もちろん患者の状態によりますので,医師の指示通り行ってくださいね),もしも体重50kgの場合には,上記をI.5mL/時の速度で投与開始したらよいということになります.

血管作動薬（ノルアドレナリン）の投与時期

　患者が敗血症の状態にあると認識してから，3時間以内の投与を目標とします．

　なお輸液が不十分なまま血管作動薬を使用すると，血管作動薬の副作用が出やすくなります．頻脈，不整脈，末端組織の壊死などを引き起こすこともありますので，まずしっかりとした輸液を忘れず，その後に血管作動薬を使用するようにしましょう．

　またノルアドレナリンなどの血管作動薬を使用してもショックが継続する場合，ステロイド投与を考慮します．また言い方を変えると，ステロイド投与は敗血症性ショックでは考慮しますが，ショックを伴わない敗血症では基本的に不要ということになります．

❷ 腎

　敗血症では急性腎障害を頻繁に引き起こすことが知られており，その数は敗血症患者の約半分とも言われています．治療としては十分な輸液量が重要となります．今のところ，特効薬はありませんので，病棟で敗血症の患者を担当した場合には輸液ルートを確保し，きちんと輸液できるように準備しておきましょう．また，時に高度な腎機能障害を認める場合には透析が必要となることもありますので，緊急時ブラッドアクセス留置用カテーテル（バスキャスカテーテル）の準備の可能性も考えておきましょう．

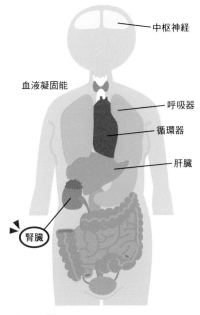

中枢神経

血液凝固能

呼吸器

循環器

肝臓

腎臓

図5　腎

　なお，敗血症による急性腎障害の多くは一時的な緊急透析で，慢性透析へ移行することは少なくなっています．

❸ 呼吸器系

敗血症とARDS

敗血症による呼吸器系の障害では急性呼吸促迫症候群 (acute respiratory distress syndrome：ARDS) が知られています．肺炎などで肺に障害が起こるのは，みなさん理解しやすいと思いますが，腹部の敗血症でもARDSを起こしてしまいます，それはどうしてだと思いますか？

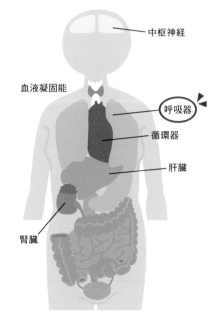

図6　呼吸器

ARDSの原因

ARDSでは体の血液中の白血球の一種である好中球から放出される物質（活性酸素や好中球エラスターゼなど）や好中球自身が血液中から肺へ移動し，その肺を障害することでARDSを合併すると言われています．

つまり好中球は全身にありますので，腹部の敗血症でも血液中の好中球が活性化して色々な有害物質を放出し，血液から肺へ移動し肺障害を起こすのです．そして，肺が障害を受けると血液中の水分やタンパク質がにじみ出て，肺の浮腫を浮腫が起こり，胸部X線において肺の透過性が落ちます（胸部X線で肺が白く見えます）．これがARDSとよばれる病態になります．

治療

敗血症によるARDSなどの呼吸器系の障害では，肺保護換気戦略とよばれる人工呼吸器管理を行います．肺保護換気戦略では低一回換気量,低プラトー圧，が選択されます．

また呼気終末陽圧 (positive end-expiratory pressure：PEEP) は12cmH$_2$Oを超えないように設定します[3]．

　人工呼吸器を装着する前に，非侵襲的換気法(non-invasive ventilation：NIV)や経鼻高流量酸素療法(high flow nasal cannula：HFNC)の使用も検討しましょう．喀痰が多い場合や意識レベルが低下している場合にはNIVやHFNCは禁忌となりますが，禁忌がない場合や軽症の呼吸系障害では有効な治療法です．

❹ 血液凝固系

　敗血症による血液凝固障害としては播種性血管内凝固症候群(disseminated intravascular coagulation：DIC)や深部静脈血栓症が知られています．DICは臓器障害の一つであると同時に，血液凝固障害そのものがその他の臓器障害にも影響を与え，さらに多臓器障害を引き起こします．そのため血液凝固障害の適切な診断と治療は重要ですが，臨床の現場での診断基準としては，急性期DIC診断基準(**表2**)とよばれているものがよく使用されています[4]．

　この診断基準を用いてDICと診断されたものが，治療対象となります．治療としては，アンチトロンビン製剤の補充療法，リコンビナント・トロンボモジュリン製剤の補充療法，などが行われます[5]．

　アンチトロンビン製剤の補充療法，リコンビナント・トロンボモジュリン製剤の補充療法では出血の合併症が起こることがあり，皮下出血や黒色便が出てないかなど注意して観察しましょう．

表2　急性期DIC診断基準

スコア	SIRS	血小板数(/μL)	PT比	FDP(μg/mL)
1点	3項目以上陽性	80,000 ≦ < 120,000 あるいは 24時間以内に30%以上の減少	1.2 ≦	10 ≦ < 25
2点	−	−	−	−
3点	−	< 80,000 あるいは 24時間以内に50%以上の減少	−	25 ≦

4点以上でDICと診断．
SIRS：systemic inflammatory response syndrome（全身性炎症反応症候群）
PT比：患者血漿の PT/正常血漿の PT
FDP：フィブリノゲン・フィブリン分解産物
文献4）より引用

深部静脈血栓症

　敗血症では，深部静脈血栓症のリスクが上がると言われています[5]．深部静脈血栓症は適切なケアをすれば，基本的に防ぐことのできる合併症です．深部静脈血栓症の予防のため弾性ストッキングの装着，間欠的空気圧迫法をきちんと行いましょう．

　またケアの際に下肢をよく他動させたり，リハビリテーションを行うことも重要です．なお既に深部静脈血栓症を発症してしまった場合には，間欠的空気圧迫法を行うと逆に血栓を飛ばしてしまい禁忌となりますので注意しましょう．深部静脈血栓症の早期発見には，血液検査でのD-dimer値の上昇，血栓が疑われる部位の疼痛・腫脹・発赤，などが手がかりとなります．治療としてはヘパリン，ワーファリン，DOAC（ドアック）/NOAC（ノアック）※などの抗凝固療法を行うこととなります．

　深部静脈血栓症の可能性が低い敗血症の早期からきちんと予防しましょう．

※DOAC/NOAC：新規経口抗凝固薬のこと．日本では2011年に発売され，エリキュース®，リクシアナ®，プラザキサ®，イグザレルト®などがある．特徴は凝固因子特異的にその活性を直接阻害するため，患者に摂取禁止の食べ物がなく（ワーファリン内服中の患者は納豆を食べるのは厳禁ですが，本薬では何でも食べられます！），また出血の合併症が少ないとされています．NOACは，novel oral anticoagulantsもしくはnon-vitamin K antagonist oral anticoagulantsの略．DOACはdirect oral anticoagulantsの略で，NOACもDOACも同じもので呼び方だけの違いであり，近年はDOACと呼ぶ流れにある．

まとめ

　敗血症による主な多臓器障害とその対応について勉強しました．敗血症のケアに自信がついてきましたか？　看護で重要なことは知識に基づいた実践ですので，早速，実践していきましょう！

引用・参考文献

1) Ferreira FL, et al.：Serial evaluation of the SOFA score to predict outcome in critically ill patients. JAMA, 286 (14) :1754-1758, 2001.

2) Singer M, et al.：The Third International Consensus Definitions for Sepsis and Septic Shock (Sepsis-3) . JAMA, 315 (8) : 801-810, 2016.

3) Nishida O, et al. The Japanese Clinical Practice Guidelines for Management of Sepsis and Septic Shock 2016 (J-SSCG 2016) . J Intensive Care.6:7, 2018.

4) Gando S, et al.：Natural history of disseminated intravascular coagulation diagnosed based on the newly established diagnostic criteria for critically ill patients：results of a multicenter, prospective survey. Crit Care Med, 36 (1) : 145-150, 2008.

5) Kaplan, David et al.：VTE Incidence and Risk Factors in Patients With Severe Sepsis and Septic Shock. Chest, 148 (5) :1224-1230, 2015.

Memo

9
敗血症とは

隠れ敗血症について
知っておく！

　はじめに断っておきますが，「隠れ敗血症」という言葉ですが，便宜的に
ここで使用しているだけで，医学的に正式な
呼び名ではありません．隠れ敗血症は，隠れ
やすい敗血症（周囲が気づきにくい敗血症，**図
1**）の意ですが，どのようなときに隠れやす
くなるのか考えてみましょう．

　隠れ敗血症となるのは大きく分けて，以下
の2つのパターンがあるかと思います．順に
考えていきましょう．

　①原因となる感染症が隠れやすい
　②臓器障害が隠れやすい

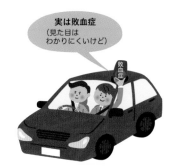

図1　隠れ敗血症

1　原因となる感染症が隠れやすい

　まず症状が出やすかったり，画像検査で視覚的に表れる感染症はわかりや
すいですよね．肺炎は敗血症の原因として最も多く，咳や喀痰などの症状も
通常は明確であり，また胸部X線検査や胸部CT検査でも視覚的に知ること
ができます．一方で臨床症状がはっきりしない，画像検査で判明できないも
のは原因となる感染症の判断が難しくなります．どのように考えて，行動し
ていけばよいか考えてみましょう．

視覚的にわかりにくい敗血症

　視覚的にわかりにくい感染症（**図2**）で，よく経験するものでは尿路感染症
があります．尿路感染症は見た目の尿混濁や腹部CT検査で水腎症や腎周囲
脂肪織濃度の上昇が診断可能ですが，臨床現場では，尿検査などをしないと
わからない場合も多いですね．感染症の原因検査では，血液検査以外に，尿
検査も必ず忘れないように注意しましょう．

　前立腺炎も尿路感染症と同様，尿検査の異常（細菌尿や白血球尿など）から前立腺炎を疑えることも多く経験します．前立腺炎はCT検査で判断できることもありますが，通常は身体診察が有用であり，前立腺の圧痛の有無の確認のため，直腸診を実施します．直腸診にて前立腺の圧痛があれば，前立腺炎の確定診断となります．

　ほかにも，骨髄炎，深部膿瘍，歯槽膿漏，ウイルス感染症，真菌感染症なども隠れやすいので要注意です．

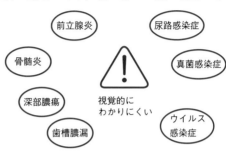

図2　視覚的にわかりにくい感染症

見逃すと致死的なもの

　また隠れ敗血症のなかで見逃すと致死的なものとして，「感染性心内膜炎」と「髄膜炎/脳炎」は必ず押さえておかなければなりません．

　感染性心内膜炎の発生率は，年間100万人に10〜50人とけっして頻度は多くはありませんが，治療が遅れると予後不良な疾患です．細菌が心臓にくっついて，心臓の弁を破壊したり，細菌が血流に乗って，あちこちへとバラまかれます（塞栓症と言います）．

　また脳動脈瘤の合併とも関係があると言われており，クモ膜下出血や脳梗塞・出血を起こすこともあります．感染性心内膜炎は血液培養検査が非常に重要で，通常血液培養検査を3セット（好気ボトル・嫌気ボトル3本ずつ，合計6本）採取します．ほとんどの敗血症では，抗菌薬投与前の血液培養の摂取は2セットですが，本症による敗血症では3セットとなります（**図3**）．「なぜ3セットなの？」と思うかもしれませんが，血液培養検査の数を増やすほど，細菌を同定できる感度が上がるからです．血液培養1セットでは，感度は65〜70％程度，2セットでは80〜90％程度，3セットでは95〜98％程度と言われています[1]．感染性心内膜炎では原因菌を判別しておくことで，その後の治療へとつながり大変重要となるのです．

　また検査が終わると抗菌薬が投与されることになりますが，通常の感染症治療では抗菌薬投与は1〜2週間程度ですが，感染性心内膜炎では4週間以上投与します．それだけ難治性で，また予後不良だからです．

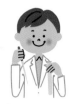

ほとんどの敗血症では，抗菌薬投与前の血液培養の採取は2セットですが，感染性心内膜炎による敗血症では3セットです！

図3　感染性心内膜炎による敗血症では3セット

　髄膜炎/脳炎では，診断確定のために，髄液穿刺検査を行う必要があります．しかしながら髄液穿刺は侵襲的な検査であるために，発熱患者全員にルーチンで行うことはできません．そのため，いかに髄膜炎/脳炎を疑うかが重要となります．髄膜炎の症状としては，発熱，後部硬直，意識レベルの低下，けいれんなどがあります．発熱や意識レベルの低下は敗血症全般に認めるものですが，後部硬直やけいれんは髄膜炎/脳炎に特徴的な身体所見となります．逆に言うと，症状が発熱や意識レベル低下飲みの場合には，「隠れ敗血症」となりやすいので注意が必要です．

　治療はできるだけ早く抗微生物薬を投与しますが，髄膜炎/脳炎の場合には割とウイルスが原因のことも多いため，抗菌薬以外には抗ウイルス薬も使用する場合が多くなります．

髄膜炎/脳炎の主な原因ウイルス

- ヘルペスウイルス
- ムンプスウイルス
- コクサッキーB群ウイルス
- エコーウイルス

髄膜炎/脳炎の原因となる細菌

- 肺炎球菌
- 髄膜炎菌
- インフルエンザ菌
- B群連鎖球菌
- 黄色ブドウ球菌
- 大腸菌
- リステリア菌

（•結核が原因で，結核性髄膜炎を起こすこともありますが，全結核患者の0.3%程度であり，それほど多くはありません）

しかしながら結核性髄膜炎では，他の髄膜炎よりも水頭症，脳神経障害，視力障害などの後遺症を多く残しやすいため，とりわけ注意が必要です．なお，細菌性髄膜炎が敗血症性ショックを合併する頻度は10〜25％程度，致死率は15〜30％程度とされています[2]．

隠れ敗血症の診断基準はあるのでしょうか？　ここで，敗血症の診断基準を改めて見てみると，「感染症もしくは感染症の疑いがあり，SOFAスコアが2点以上増加しているもの」とされています[3]．つまり感染が確定していない，感染症の疑いでも敗血症と判断して治療する必要があるのです．原因となる感染症が隠れやすい，「隠れ敗血症」も通常の敗血症と同様，速やかに治療を開始しましょう．

❶臓器障害が隠れやすい

感染症に罹患し，普段は腎機能障害がないのに，新しく腎機能障害が出たら当然，臓器障害あるから敗血症と判断しますよね．しかしながら，慢性の臓器障害の基礎疾患があると臓器障害が隠れやすくなり，敗血症かどうか判断に迷うかもしれません．

たとえば肝硬変が基礎疾患の場合…

たとえば肝硬変があり，もともと肝機能が悪い患者では，その肝機能障害が敗血症によるものかもともとの臓器障害か，悩みますよね．そのような場合には新たな臓器障害があるかで敗血症による臓器障害の有無を判断します．

検査結果で新たな臓器障害をみる

たとえば普段の採血結果を参考にして，肝機能のさらなる増悪があれば敗血症による臓器障害ありと判断して構いません．

なお，普段の採血結果があれば判断は比較的簡単そうですが，入院したばかりで普段の採血結果がない場合などはどうしましょうか？　その場合には経時的に臓器障害が変化するかで判断します．慢性の臓器障害であれば数時間・数日の経時的な変化はないはずですが，急性のものであれば変化するからで，隠れ敗血症の判断には経時的な変化を捉えるのも重要となります．この場合は臓器障害の有無は時間が経過してからしか判断できません．そのため臓器障害の有無の判断に迷った場合には，敗血症としてまず治療を開始しておくが大事です．

　後で敗血症と判明して治療が遅れた，ということがないようにしましょう．

2 隠れ敗血症の観察・ケアのポイントとその対応

　「隠れ敗血症かな？」と思った場合には，敗血症の患者と同様に観察・ケアを行うことになります．通常，心電図・SpO_2モニターを装着し，元気な患者よりもより頻回に患者を観察し，バイタルチェックをよりこまめに行います．敗血症の患者にも共通することですが，意識レベル低下，血圧低下，頻脈などが増悪する場合は要注意です．逆に言えば，「隠れ敗血症」だからといってとりわけ特別なことをする必要はなく，普段，敗血症患者を観察・ケアするように心がけておけば大丈夫です．

医師への報告

　敗血症は素早く認知して治療開始したい疾患ですので，「隠れ敗血症かな？」と感じた場合には早めに医師へ報告しておきましょう．

3 隠れ敗血症のピットフォール

　よく病棟で行われるプラクティスとして，採血結果のCRP値をもとに敗血症かどうかを判断することがあります．しかしながらこのやり方は誤りで，CRP値が高いから敗血症の可能性が高い，CRP値が低いから敗血症の可能性が低い，と判断するのは必ずしもうまくいきません[4]．CRP値は上昇するまでに時間もかかりますし，敗血症ではCRP値が上がらないことも経験します．そして，そもそもCRP値は敗血症の診断基準には全く関係しませんよね．CRP値が正常値でも安心はできませんので，隠れ敗血症の判断にはCRP値だけを頼り過ぎないように注意しましょう．

4 発熱の変化で隠れ敗血症を見抜く?

　発熱は大きく分けると，稽留熱・弛張熱・間欠熱という3つのパターンがあります．稽留熱は38℃以上などの高温で体温の変化が終日1℃以内に留まる，弛張熱は体温が1℃以上変化するが低いときでも37℃を超える，間欠熱は低い時の体温が平熱（37℃以下となる）であることが知られています．敗血症では弛張熱（**図3**）となりやすいと言われており，発熱の変化で隠れ敗血症を見つけ出すことができるかもしれません．ただし実際の臨床現場では，上記の発熱パターンが混ざり合っていることも多く，また解熱薬の使用により正確に体温の変化を捉えることができない場合も少なくありません．

　なお，解熱薬により平熱に戻ったからといって間欠熱とは判断できません．あくまで解熱薬を使用していないときの発熱の変化で判断します．

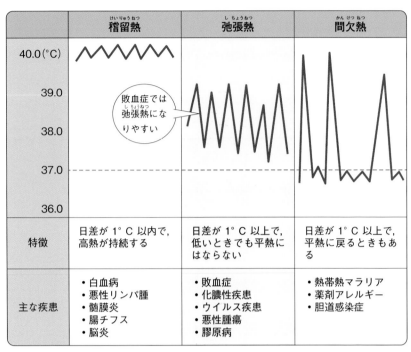

	稽留熱 (けいりゅうねつ)	弛張熱 (しちょうねつ)	間欠熱 (かんけつねつ)
特徴	日差が1℃以内で, 高熱が持続する	日差が1℃以上で, 低いときでも平熱にはならない	日差が1℃以上で, 平熱に戻るときもある
主な疾患	• 白血病 • 悪性リンパ腫 • 髄膜炎 • 腸チフス • 脳炎	• 敗血症 • 化膿性疾患 • ウイルス疾患 • 悪性腫瘍 • 膠原病	• 熱帯熱マラリア • 薬剤アレルギー • 胆道感染症

図3　発熱の変化による敗血症の鑑別

まとめ

　　隠れ敗血症を起こしやすい疾患とその観察, ケア, 対応についてお話しました. 隠れ敗血症を疑った場合には, 敗血症の患者と同様に観察・ケアを行い, 早めに医師へ報告しましょう. また発熱の変化により隠れ敗血症を見つけ出すことも可能かもしれません.

引用・参考文献

1) Lee A, et al. : Detection of bloodstream infections in adults: how many blood cultures are needed? J Clin Microbiol, 45 (11) : 3546-3548, 2007.
2) 中嶋秀人：脳炎・髄膜炎の病態と治療. 神経治療, 36 (4) : 399-402, 2019.
3) Nishida O, et al. : The Japanese Clinical Practice Guidelines for Management of Sepsis and Septic Shock 2016 (J-SSCG 2016). Acute Med Sug 5 (1) : 3-89, 2018.
4) Clyne B, et al. : The C-reactive protein. J Emerg Med, 17 (6) : 1019-1025, 1999.

Column3　看護の専門性・エキスパートとは？

　私は医師ですが，今まで病院で勤めてきて私なりに看護師のエキスパートに必要なものを考えてみました．

　個人的な考えですが，看護師に必要な以下の4つの要素があるように感じており看護のエキスパートに求められているような気がしています．

①観察力

②日々の確実なケア

③急変時の対応力

④人としてのやさしさ

　観察力はただ何となく見て済むというものではなく，バイタルサインや患者さんとのコミュニケーションを通じて，いつもと違う“違和感”を見つけることから始まります．

　その“違和感”はどこからくるのか，原因を探します．

　また，入院している患者さんは多くの治療が施されています．適切に点滴がされているか，適切にドレーンが使用されているか，バイタルサインの初期の変化や初期の敗血症のサインを見逃していないか，など高度な専門的知識と経験が問われます．

　治療の多くは医師が行いますが，看護師の観察力を通じた気づきがなければ治療を開始することはできません．

　日々の確実なケアは目立ちませんが，逆にケアが不十分だと目立ちます．目立たないけれどしっかりとケアしていることが大事なのだと思います．

　急変時の対応力は看護師だけでなく，医師でも重要な要素です．救急医療は医の原点だといいますが，医療者なら急変時の対応は誰もが身につけておくべきものです．

　人としてのやさしさは看護精神そのものでもあると思います．普段病院で働いていると目の前の仕事に追われてついつい初心を忘れてしまいがちですが，病気で苦しんでいる患者さんの身に寄り添った良い看護師には，人のやさしさが最も大事だと思います．

　良い看護師を目指して，頑張ってください！

10 敗血症と栄養療法

敗血症とは

1 敗血症における栄養療法の意義

　栄養療法は栄養不良を改善することで，合併症の発症や予防効果が期待されています．栄養療法は，敗血症回復後の社会復帰と密接にかかわりますし，敗血症そのものの予後も改善する可能性があります．さらに栄養療法にはさまざまな選択肢があり，投与方法，投与時期，投与する栄養の種類，タンパク量，ビタミン，など多数の栄養にかかわる事項があります．これら一つ一つが敗血症患者に対して，何かしら役に立つ可能性があるのです．食事はみなさんにとっても日々の活力かと思いますが，敗血症患者にとっても，生死にもかかわる可能性のある重要な事項となります．

　一方で，hospital malnutrition（病院内栄養不良）という言葉もあり，敗血症などの重症病態では単純にご飯を食べるようなことができず，いろいろと工夫をして患者の低栄養状態を改善させます．栄養管理計画をはじめとして，スクリーニング，アセスメント，モニタリングなどを行います（**図1**）．敗血症に対する効率の良い栄養療法をここでは考えてみましょう．

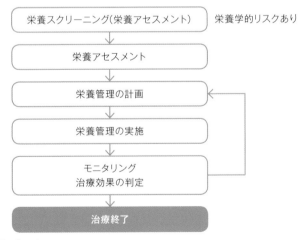

図1　栄養管理プロセス

86

2 経腸栄養と経静脈栄養のどちらが良いの?

　経腸栄養は口やNGチューブから栄養を投与する方法で，経静脈栄養は点滴から栄養を投与する方法ですが，敗血症ではどちらを選択する法が良いのでしょうか?　端的に言えば，経腸栄養をまず選択すべきであり，経静脈栄養はできるだけ避けることが望まれます．それではなぜ経腸栄養のほうが良いのでしょうか?

　経腸栄養では腸管を使用することで，腸内細菌叢や腸管の自然免疫機能の維持に有利に働くとされています．一般に敗血症では全身状態の低下に伴い，バクテリアル・トランスロケーション*が起こりますが，経腸栄養はこのバクテリアル・トランスロケーションの抑制にも有効です．経静脈栄養では腸管を使用しないために，腸管粘膜の萎縮などが起きると同時に高血糖にもなりやすく，高血糖は敗血症患者の予後を悪化させることが知られています．

　一方で，経腸栄養よりも経静脈栄養を選んだ方が望ましい患者もある一定数います．たとえば，腸閉塞を合併していたり循環動態が不安定な患者では経腸栄養が実施困難であり，経静脈栄養で一定のカロリーを確実に投与することが可能となります．

　簡単に言えば，できる限り経腸栄養を実施するが，無理な場合には経静脈栄養を実施するということになります．

＊バクテリアル・トランスロケーション:腸管内に存在している細菌が腸管内膜にある粘膜バリアを通過して，体内へと移行する状態．免疫能低下，腸粘膜萎縮などにより発症するとされている．

3 いつ栄養を開始したら良いの?　投与カロリーは?

❶ 開始時期

　栄養は敗血症の治療開始後24 ～ 72時間以内に経腸栄養を開始するようにしましょう．できるだけ経腸栄養の単独投与"が基本姿勢であり，経腸静脈と経静脈栄養の併用は基本的に必要ありません．一週間経過しても経腸栄養が困難な場合には経静脈栄養を考慮します．

❷ 投与するカロリー

　敗血症の治療開始初期はあまり投与しすぎないようにします．敗血症治療開始初期は目標カロリーよりも少なめのカロリー投与とします[1]．カロリーの過剰投与は逆に敗血症患者の死亡率を上げてしまうからです．また，循環動態が不安定な患者においては経腸栄養の実施は推奨されていませんので，注意しましょう．

　次に敗血症の急性期を過ぎた患者ですが（概ね敗血症治療開始後1週間後以降），必要エネルギーは多少増やす必要があります．一般には25〜30kcal/kg/日程度ですので，体重50kgの人でしたら1,250〜1,500kcalを投与します．急性期を過ぎた敗血症患者では多少投与エネルギーが多くても，死亡率が増えることは通常ありません．

　このように敗血症の時期において，投与する栄養カロリーは異なりますので十分注意しましょう．

4　敗血症患者へのタンパク投与

　タンパク質は，ご存知のとおり体の筋肉を作るために必要な栄養素で，アミノ酸が多数つながって構成されている高分子化合物です．骨格筋が減少すると，創傷治癒の遅延や免疫力の低下を引き起こす可能性があります．一方で敗血症の急性期病態においてはタンパク質の素であるアミノ酸投与が有害事象を引き起こす可能性も言われており[2]，タンパク投与量は多すぎても駄目だし，少なすぎても駄目でその加減が難しいところです．

　投与量に関して，結論から言えば，敗血症患者の急性期の至適タンパク質投与量は1g/kg/日未満が良いとされています[3]．たとえば体重50kgの患者なら1日に50g未満ということになります．一般に健康な男性（18〜65歳）が1日に必要なタンパク質の量は65gであり，健康な女性（18〜65歳）が1日に必要なタンパク量は50gとされていますので，健康な人に必要なタンパク量を超えないように，ということですね．ぜひ一度，敗血症患者に投与されているタンパク量を計算してみてください．

5 敗血症患者の目標血糖値

　当然，経腸・経静脈投与を問わず，栄養を開始すると血糖は上がりますよね．高血糖は予後を悪化しますが，逆に低血糖発作が起きても予後は悪化します．

　ではどれくらいの血糖値を目標にするかですが，敗血症患者の血糖値は144〜180mg/dLを目標にコントロールします．低血糖発作があればブドウ糖で補正しますし（たとえば50％ブドウ糖20mLを2アンプル静脈注射します），高血糖があればインスリンを使用して目標血糖値に届くようにします．

　逆に言うと，血糖値の異常で敗血症と気がつくことがあります．インスリンを使用していない人が頻回の低血糖発作をくり返したと思ったら敗血症だった，というのは比較的よく経験します（覚えておいてください）．

　また高血糖も同様で普段，糖尿病でもない人が急に高血糖となるときなどは，原因として敗血症の可能性も考えます．敗血症ではインスリン抵抗性が増大して高血糖となるのです．

6 敗血症患者とビタミン

　「ビタミンCは肌に良い」と思っている方も多いかもしれませんが，ビタミンCは肌だけでなく敗血症患者にも効くかもしれません．最近，ビタミンCの大量投与が敗血症の予後を改善させる可能性が言われています．「どうしてビタミンC？」と思われる方も多いかもしれませんが，ビタミンCは身体の中で血圧を上げる作用のあるカテコラミンやコルチゾールを作る作用があります．また血管内皮を維持する作用もあるため，血管にとっても良い作用があります．さらに敗血症患者では多くの患者で，ビタミンCが低下していたこともわかっています[4]．

　ビタミンCは敗血症の標準的な治療法ではありませんが，最近注目されており，『日本版敗血症ガイドライン』にも記載されており，エビデンスは少ないもののその使用が勧められています[3]．

　しかしながら敗血症に対するビタミンC投与の効果は依然としてはっきりわかっておらず，2022年1月現在，保険適用外ですので，その使用には注意しましょう．

7 敗血症患者の栄養とケア

❶ チューブについて

　経腸栄養を実施している敗血症患者では多くの場合，鼻からNGチューブ（経鼻胃管）が挿入されています．NGチューブが挿入されている患者においては，下記などを確認しましょう．

NGチューブが挿入されている患者への確認事項

□チューブによる皮膚障害の有無
□チューブ内腔閉塞の有無
□チューブ屈曲の有無
□チューブ固定位置の確認
□チューブの先端が胃内へ入っているかの確認
□チューブからの排液の性状　など

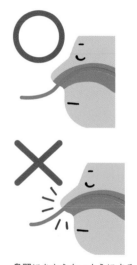

　チューブの先端が胃内へ入っているかは栄養投与前に必ず毎回確認します（チューブが気管へ迷入していた場合，気づかずに経腸栄養を投与するとその患者の命の危険性があります）．

　また，チューブの固定は鼻の壊死を防ぐため，鼻翼部に当たらないようにします（**図2**）．さらに，チューブから経腸栄養を投与した後そのままにしておくと内腔が閉塞するので，経腸栄養投与後は詰まりを予防するため微温湯でフラッシュします．

　なおNGチューブが挿入されている患者では，口腔内ケアが疎かになりがちですので，とりわけ注意して口腔ケアをしましょう．

鼻翼にあたらないようにする

**図2　NGチューブの
　　　固定方法**

❷経静脈栄養

　経静脈栄養はCVカテーテル（中心静脈カテーテル）から通常投与します（**図3**．末梢ラインから投与可能な末梢経静脈専用の経静脈栄養もありますが，カロリーが少なく，また静脈炎も起こしやすいです）．下記などを確認します．

□カテーテル挿入部位の発赤
□カテーテル固定位置
□カテーテル留置期間（留置期間が長いとカテーテル関連血流感染症のリスクとなります）
　カテーテル閉塞の有無

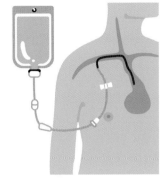

**図3　CVカテーテル
（中心静脈カテーテル）**

　カテーテル感染症を起こさないように，清潔操作の徹底・カテーテル挿入部の清潔保持が重要になります．

　また，カテーテルは頸部に留置されていることが多いですが，敗血症患者が誤って自己抜去しないように十分注意しましょう．

　ＮＧチューブ・CVカテーテルを問わず栄養が投与されている敗血症患者は，食事が制限されており精神的ストレスは強いです．時に"面倒な患者"と感じてしまう患者でも実は身体的な問題で精神的ストレスとなっていることも多く，より優しい気持ちで患者への看護を実践していきましょう．

8　NST（ntrition support team）

　NSTとは患者に最適な栄養療法を提供することを目的とした，多職種により構成された医療チームのことです．構成メンバーは病院により異なりますが，主に，医師，看護師，薬剤師，管理栄養士，臨床検査技師，理学療法士，言語聴覚士，歯科医師等らにより構成されています．

　プロトコルやマニュアルに基づいて，敗血症患者の栄養療法をサポートしますが，重要なことは定期的に敗血症患者の状態を評価し，そのときの状態にあった栄養療法のサポートを行うことです．またプロトコルやマニュアルも同様で，一度作ったから終わりではなく，定期的にその内容を見直し改良

していくことが，敗血症患者に良い栄養療法を提供するポイントとなります．

　NSTは国がその普及に近年力を入れ初めて，栄養サポートチーム加算が算定できるようになってから急激に普及しました．NSTによる栄養介入を行うと，週1回200点を算定することができます．その要件は下記①～④のいずれかを満たした場合に算定できます．

①栄養管理計画の策定に係る栄養スクリーニングの結果，血中アルブミン値が3.0g/dL以下であって，栄養障害を有すると判定された患者

②経口摂取又は経腸栄養への移行を目的として，現に静脈栄養法を実施している患者

③経口摂取への移行を目的として，現に経腸栄養法を実施している患者

④栄養サポートチームが，栄養治療により改善が見込めると判断した患者

　敗血症では多くの患者が上記に該当することが多いため，NSTにお世話なることが多い疾患の一つと言えます．

まとめ

　敗血症と栄養療法について，投与方法，投与時期，栄養の種類，タンパク量，ビタミンC，看護のポイントなどについて一緒に勉強しました．とくに，NGチューブ・CVカテーテルの管理は重要な看護ケアのポイントです．必要に応じてNSTへ相談し，今日から自信をもって敗血症患者の看護ケアを実践しましょう．

引用・参考文献

1）Arabi YM,et al.：Permissive Underfeeding or Standard Enteral Feeding in Critically Ill Adults. N Engl J Med, 372 (25)：2398-2408, 2015.

2）Casaer MP,et al.：Impact of early parenteral nutrition on muscle and adipose tissue compartments during critical illness.Crit Care Med, 41 (10)：2298-2309, 2013.

3）Egi M,et al.：The Japanese Clinical Practice Guidelines for Management of Sepsis and Septic Shock 2020 (J-SSCG 2020).Acute Med Surg, 8 (1)：e659, 2021.

4）Wilson JX, et al.：Vitamin C in sepsis. Subcell Biochem, 56:67-83, 2012.

5）https://minds.jcqhc.or.jp/docs/minds/PEN/Parenteral_and_Enteral_Nutrition. pdf（2022年12月閲覧）

Memo

再発防止のためには
こうケアする!

　今回は，敗血症の「再発防止のためにはこうケアする！」について，考えていきます．

　敗血症は致死的な疾患であるため罹患しないことが一番良いのですが，一度，敗血症に罹患した人がもう一度敗血症に罹患しないためにはどうしたらよいのでしょうか？

　まず敗血症となった原因をしっかりと考えておく必要があります．原因次第ではありますが，敗血症には防止できるものと，できないものの両方があります．

　今回はとくに再発防止できる敗血症を理解して，みなさんが一般病棟で受け持つ患者が敗血症を再発しないように勉強していきましょう．

1 敗血症と再発

　病院を退院して3か月以内に再入院となった患者のなかで，敗血症により再入院となった方は約30％程度とされています（**図 I −A**）[1]．

　実は再入院の理由で敗血症は結構多いのです．そのなかでも尿路感染症の再発が最も多く（29.2％），次に消化器疾患の再発が多くなっています（20.4％，**図 I −B**）[1]．そして，約7割の患者が最初に敗血症で入院した時と同じ部位に感染して敗血症に進展しています．なお再発の多くは，グラム陰性桿菌が原因菌の敗血症となっています[1,2]．そのため，尿路感染症，過去に同じ部位の感染，グラム陰性桿菌が原因菌，の場合などが再発しやすい敗血症と考えられます．

　ただし敗血症再発の理由はさまざまであり，けっして単一ではありません．患者の免疫力，人種や性差，初回敗血症での消化管のマイクロバイオーム[*1]の乱れなども再発と関連していると考えられています．

　公衆衛生的な視点から考えても，敗血症による再入院が増えることは医療費の増加につながるため，社会全体で再発を抑制することが望まれています．

＊1 マイクロバイオーム：英語で"microbiome"と呼ばれ，ヒトの体に共生する微生物（細菌・真菌・ウイルスなど）の総体を指す．
＊2 バイオフィルム：英語で"biofilm"と呼ばれ，水と接触する物質表面に付着し形成される物質の共同体のこと．細菌とその代謝物である細胞外多糖から構成される．

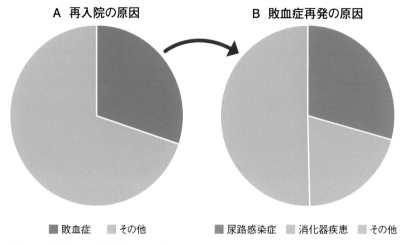

図1　再入院の原因と敗血症

■ 敗血症　　■ その他　　　　■ 尿路感染症　　■ 消化器疾患　　■ その他

2 入院中，敗血症を再発しないためには

❶カテーテルと敗血症

　敗血症の原因を明らかにし，再発防止可能かどうかを十分に吟味します．再発防止できる敗血症として，よく知られているのがカテーテル関連血流感染症（catheter-related bloodstream infection：CRBSI）による敗血症となります．一般病棟において，いろいろな患者でカテーテルが使用されていると思います．カテーテルは「血管内留置するもの」と，「血管外に留置するもの」の2つに大別されます．

❷血管内留置カテーテル

　血管内留置カテーテルであれば，末梢静脈カテーテル（通常の点滴用ルートのカテーテルです），末梢動脈カテーテル（いわゆるAラインです），中心静脈カテーテル（いわゆるCVラインです，**図2**），スワンガンツカテーテル，透析用カテーテル，CVポート，など多岐にわたります．

　これらのカテーテルの挿入，固定，使用，長期留置などの場合にCRBSIから敗血症へと進展することがあります（**図3**）．血管内留置カテーテルにフィブリン形成すると，バイオフィルム[*2]を作り敗血症の原因となります．

いったんバイオフィルムが形成されると取り除くことは難しく，カテーテルの交換が必要となります．末梢静脈カテーテルでは，一般的に上肢よりも下肢の方が汚れやすく皮膚の常在菌が多いため，感染しやすいです．そのためCRBSIの予防という観点からは，下肢よりも上肢からの末梢ライン確保が望まれます．中心静脈カテーテルでは，鎖骨下，内頸，鼠径部，の順で感染が多くなっていきます（**図2**）．そのため，中心静脈カテーテルの鼠径部への確保をできるだけ避けることで，CRBSIから敗血症に進展することを少なくできます．

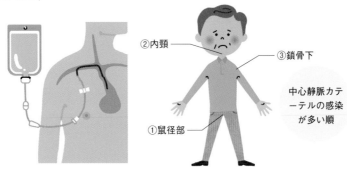

図2　中心静脈カテーテル

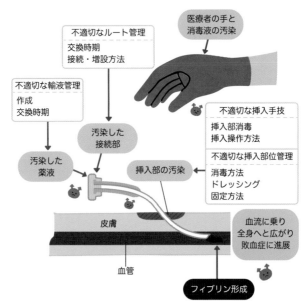

図3　血管内留置カテーテルから敗血症へと進展するメカニズム

❸ 血管外留置カテーテル

　また血管外留置カテーテル（尿バルーン，フォーレーバルーンとも言われます）も敗血症の発症とかかわりがあります．膀胱留置カテーテルは一般病棟でよく留置されていると思いますが，導入や管理などをきちんと使用しないと敗血症を発症してしまいます．尿路感染症による敗血症ですが，腎杯や前立腺部尿道は解剖学的に静脈の走行と近い場所にあるため，細菌が直接静脈内に移動しやすいことが知られています．そのため細菌が血流に入り菌血症となり，敗血症へと進展することになります．

　また前半で記したとおり，尿路感染症による敗血症は，再発しやすい敗血症です．膀胱内や尿そのものは通常，無菌状態であり，細菌が侵入すると尿路感染症による敗血症を引き起こします．細菌が侵入するルートは主に2つあり，①カテーテルの表面から侵入，②カテーテル内部から侵入，となります（表1）．膀胱留置カテーテル関連での敗血症の発症率は1〜5％と言われています．膀胱留置カテーテルからの感染リスクはさまざまありますが，再発予防できる因子として，カテーテルの留置期間・カテーテル管理方法・カテーテルの種類や材質，などがあります．

　一方で，感染リスクにはなるものの予防できない因子としては，高齢・女性・基礎疾患，などが挙げられます．

表1　膀胱留置カテーテルと感染方法

侵入ルート	具体的な侵入方法
①カテーテルの表面から侵入	・カテーテル挿入時にカテーテルに付着した細菌が侵入 ・カテーテル管理中に，会陰部に付着した細菌がカテーテル表面を伝って侵入
②カテーテル内部から侵入	・カテーテルと採尿バックの接続部を外した際に，接続部や医療者の手に付着していた菌が侵入 ・採尿バックが汚染され，逆行性に細菌が侵入 ・カテーテル内腔にバイオフィルム形成

❹ 長期の抗菌薬投与

　さらに一般に4週間以上などの長期の抗菌薬投与が必要な感染症による敗血症はその感染症の性質から，再発を起こしやすくなります．感染性心内膜炎，脊椎炎，骨髄炎などは長期抗菌薬投与が必要なる疾患として知られています．

これらの敗血症の予防ですが，カテーテルは必要時以外は使用せず，使用した場合でも早期に抜去することが重要となります[3]．またカテーテル留置中はカテーテル周辺を清潔に保つ，カテーテル交換時期，注入する薬液を清潔にする，などでも敗血症への予防を防ぐことができます．

　また敗血症全般に言えることですが，最初の敗血症からの回復が早まると，全身の免疫能などの状態を回復させることにより，再発防止が可能となります．敗血症罹患時の早期離床や運動などの身体リハビリテーションは，せん妄の発生率や持続期間を短縮できる可能性があり，敗血症再発にも有用と考えられています．

3 看護ケアと敗血症再発防止

❶ カテーテル関連血流感染症による敗血症

　看護ケアに気をつけるだけで再発防止が可能です．

　カテーテル挿入部位の，発赤・腫脹・熱感・疼痛・滲出液の増加を確認します．またドレッシング材は，剥がれ・緩み・汚染の有無，などが確認のポイントです．症状が悪化すると発熱しますので，発熱の有無も看護ケアでは確認する必要があります．

❷ 膀胱留置カテーテル関連による敗血症

　カテーテル挿入時には清潔を保ち，無菌操作を心がける必要があります．またカテーテルを交換する際には，採尿バッグ毎交換することも大事です．採尿バッグが古いままでは，前述の機序により，逆行性に細菌が膀胱内に侵入する可能性があるからです．さらに膀胱洗浄は尿路感染症を減らす目的では意味がありませんので，膀胱洗浄はせずにカテーテル一式を新しいものに交換してください．

　なお膀胱留置カテーテルに閉塞がないことを観察することも大事です．

4 退院後，敗血症を再発しないためには

再発リスクを少しでも下げておくことは大事です．
- 患者に適したワクチンの接種をしておく
- 定期的に外来受診をしたり往診医をつけておく
- 感染症の兆候があったら早めに医療機関を受診する

- 免疫抑制薬やステロイド薬を可能なら減量・中止する
- 普段の規則正しい生活などの指導

　などが再発防止策として挙げられます．

　また基本的なことですが，普段の生活が不規則であったり無理のあるものだと免疫力が低下し，敗血症にも罹患しやすくなります．さらに感染症の予防，感染症の早期発見が敗血症の再発抑制につながります．

　最近では小児の敗血症から生存した患者に対して，看護師による家族に敗血症に関する教育を行ったり，定期的に電話で敗血症回復児の状態をチェックするなどのプログラム化した敗血症再発予防フォローアップの取り組みも行われています[4]．

5 どれくらいの敗血症が再発防止できたのか？

　再発した敗血症のうち約40％において，その再発は防止できた可能性があると指摘されています[5]（裏を返せば，残りの60％は再発予防が難しいということでもありますが）．そのため日々，病棟で働くみなさんや患者自身の努力で，敗血症はある程度，再発予防が可能なのです．

まとめ

　敗血症と再発防止のための看護ケアのポイントなどについて紹介しました．40%の敗血症が再発防止できるとされており，敗血症の再発を認識しながら適切な看護ケアを行うことで，再発防止点・早期発見に努めましょう．

引用・参考文献

1) DeMerle KM, et al: Readmissions for recurrent sepsis: New or relapsed infection? Crit Care Med, 45（10）: 1702-1708, 2017.

2) Kim JS, et al: Risk Factors for same pathogen sepsis readmission following hospitalization for septic shock. J Clin Med, 8（2）: 181, 2019.

3) Egi M, et al: The japanese clinical practice guidelines for management of sepsis and septic shock 2020（J-SSCG 2020）. Acute Med Surg, 8（1）: e659, 2021.

4) Fitzgerald JC, et al: Implementation of a follow-up system for pediatric sepsis survivors in a large academic pediatric intensive care unit. Front Pediatr, 9: 691-692, 2021.

5) Prescott HC, et al: Readmission diagnoses after hospitalization for severe sepsis and other acute medical conditions. JAMA, 313（10）: 1055-1057. 2015.

6) 高野八百子: カテーテル感染. 日医雑誌, 127（3）: 383, 2002.

12

社会復帰支援，
必要な知識は?

　敗血症患者の命を救うことができたら，次の目標は社会復帰です．敗血症患者が社会復帰するまでにはいろいろなハードルがありますが，今回は社会復帰支援について一緒に考えていきましょう．

1 敗血症患者の社会復帰

　敗血症においては以前のように「とりあえず救命」を目標にしていた時代から一歩進んで，いかに社会復帰するか，が現代社会において，より重要となっています．

　敗血症から回復したとしても，寝たきりになると患者自身もつらい思いをしますし，また社会全体から見ても医療資源や経済の生産性を下げる方向にはたらき，望ましいことではありません[1]．

　そのため，敗血症患者をいかに社会復帰につなげるかが重要なカギとなります．しかしながら現実には敗血症から回復した患者は，退院後に約1/3が6か月以内に亡くなっているという報告もあり，社会復帰は必ずしも容易ではありません[1]．

　さらに，現代社会は年々高齢化が進んでいます．高齢者においてはいろいろな基礎疾患をもつ患者も多く，若い人に比べると敗血症が回復した後の社会復帰は難しくなります．日本の現在の高齢者の割合は，全体の人口が減少するなか，65歳以上の高齢者の人口が3,640万人と過去最多となりました．さらに，総人口に占める割合は29.1％と過去最高（2021年9月時点）となり，3～4人に1人が高齢者という社会となっています[2]．この高齢者の割合は世界で最も高く，2位のイタリアが23.6％であることから，日本は飛び抜けて年齢が高い集団であることがわかります．そのため日本においてはとりわけ敗血症患者の社会復帰が問題となっているのです．

　もちろん敗血症は，高齢者に比べると少ないですが，若い人でも罹患します．若いときに敗血症になり後遺症を残すと，その後の人生設計にも大きく影響します．新型コロナウイルス感染症による敗血症から，嗅覚障害により

私生活で苦しんだり，身体機能の低下により職場復帰できない人も増えています．このように，若い敗血症回復患者にとっても，社会復帰はとても大事な問題となっています．

2 PICS（ピックス）とは

PICS（post-intensive care syndrome）ですが，ピックスとよばれ，日本語で集中治療後症候群のことを指します．

PICSのことをICU後症候群と勘違いしている人も多いですが，PICSはICUで治療しているときから発症しますので，ICU後症候群ではありません．

PICSは，大きく3つに分類されます（図1）．

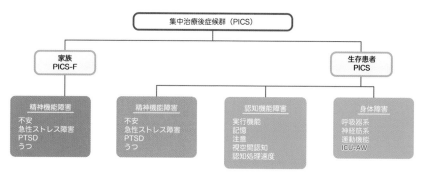

図1　PICSにおける機能障害
文献3）より引用

身体障害

呼吸機能障害，神経筋障害，運動機能障害，ICU-AW（ICU-acquired weakness）*などがあります．

認知機能障害

認知機能障害の多くはせん妄ですが，うつ病の発症による認知機能障害や，高齢者を中心に新たに認知症を発症したり，もともとの認知症の悪化等も起こります．

*　ICU-AW(ICU-acquired weakness)：重症疾患の罹患後に左右対称性の四肢のびまん性の筋力低下を示す状態

　不安が最も多く，うつ状態やPTSD（post-traumatic stress disorder）[*2]などになることもあります.

　また患者だけでなく，その家族も不安や急性ストレス障害などの精神機能障害を呈する可能性があることを，十分理解しておく必要があります. 敗血症の回復者は本人だけでなく，その家族も社会復帰へ向けて，日々もがいているのです. PICSの現状ですが，J-SSCG2020によればICU退室後に41.6%の患者がQOLの低下を認めるとされています. にもかかわらず日本集中治療医学会PICS対策・生活の質改善検討委員会からの2019年に報告された資料によると，PICSという言葉や疾患の概念がICUにおいて周知され使用していると回答した割合は61%でした[3]. ICU病棟での周知度で6割程度ですので，一般病棟の看護師にとってはさらに馴染みがない用語と思われます. PICSのことをもっと知り，そして理解しておきましょう.

3 社会復帰するために看護ケアで気をつけること

　敗血症患者がスムースに社会復帰するには，病院で敗血症の治療中のときから，早期離床，身体拘束（抑制体の使用，**図2**）を避ける，家族の面会制限を緩和する，睡眠サポートをおこなうなどがあります[4].

　とくに身体抑制はせん妄の悪化，精神的苦痛，など精神的なものから，抑制により身体の動きが制限されることで，深部静脈血栓症のリスクが増加したり，関節拘縮や筋力低下なども引き起こします. 敗血症治療中の身体拘束は，治療上，やむを得ない場合もあるかと思いますが，必要以上の身体拘束は悪影響をおよぼすことも認識しておく必要があります.

　家族の面会制限の緩和ですが，コロナ渦でなかなか難しいときもありますが，Web面会（**図3**）も含めてできる限り患者と家族のつながりを維持できるようにサポートを心がけましょう.

---

*2　PTSD（post-traumatic stress disorder）：死の危険に直面した後，その体験の記憶が自分の意志とは関係なくフラッシュバックのように思い出されたり，悪夢に見たりすることが続き，不安や緊張が高まったり，辛さのあまり現実感がなくなったりする状態

　睡眠サポートですが，私も夜間当直をしていると一般病棟の看護師さんから，「○○さんが眠れていないので，睡眠薬を処方してもらえませんか？」という電話がよくかかってきます．薬剤による睡眠のリズムをつけることも大事ですし，たとえば耳栓やアイマスクなどの薬物以外の道具も有効な場合があります．また日中病棟を歩行することで運動してもらって，夜間眠りやすくするなどの対応も大事になります．また夜間のアラームで眠れないという患者も多いため，不要な患者にはモニターを外すことも大切なことになります．

　近年ではICU日記がPICSの予防や治療に有用とされています．ICU日記はご家族（本人の意識がある場合には本人自身で記載することもあります）や看護師が主に記録をしますが，ICUにおいて患者の意識がない間に何が行われていたのかを記載し，病状が回復した後に患者に見てもらいます．敗血症などの重症患者では知らない間に傷つけられていたのではないかと妄想的記憶を感じる患者も多く，実際の治療経過などを正しく伝えることで妄想的記憶と現実のギャップを埋めることに役立ちます．記載内容は治療内容はもちろんですが，その際の患者の反応や応援コメント，また時に写真を掲載して現実を見てもらうことも可能です（患者が怖く感じるような写真やコメントは避けましょう）．これらの理由から，J-SSCG2020でも敗血症患者へのICU日記の使用が推奨されています．

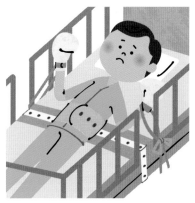

図2　抑制帯

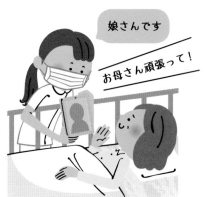

図3　Web面会

4 社会復帰に向けた多職種介入

　社会復帰には看護師だけでなく，多職種介入による介入が必要となります．まずはその病院において敗血症治療のゴールを設定して，社会復帰までの道のりを描きます．たとえば元々自宅で一人暮らしであり，自宅に戻るのであれば身の回りことができないと退院することができません．そのためには，理学療法士，作業療法士，言語聴覚士の介入により運動器リハビリテーション，身の回りの生活動作訓練，嚥下訓練や発声練習などが必要となります．

　さらに，ケアマネジャー（**図4**）にも連絡をとり，介護を必要とする方が介護保険サービスを受けられるように，ケアプランの作成やサービス事業者との調整を行う必要があります．

　また自宅に戻るのが難しい場合には，リハビリテーションの継続のため他の病院へ転院となりますが，その際には医療ソーシャルワーカー（**図5**）の介入も重要となります．また，これらには家族のサポートが重要であることも，疑いの余地がありません．社会復帰の道のりには，敗血症の患者だけではなく，多くの方々の協力が必要不可欠なのです．

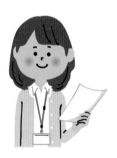

図4　ケアマネジャー

正式な名称は「介護支援専門員」とよばれ，2000年の介護保険制度の施行とともに誕生した．介護を必要とする方やその家族と相談しながら，どのような介護を必要としているのかを考えて最適なケアプランを作成し，自治体や業者との調整等を行う職種

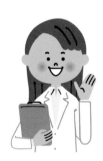

図5　医療ソーシャルワーカー

MSW（medical social worker）ともよばれ，病院や保健所などで患者が自立した生活を送るための社会的・心理的な援助を行う職種

5　退院後の社会復帰へのサポート

　敗血症回復患者の一部は退院した後も，先述のPICS（身体機能，認知機能，精神機能に関する障害）のためサポートが必要になることがあります．

　さらに診療以外でも各障害に対して，障害者手帳，障害者年金，障害に対する医療保険，に関する知識や各書類の作成なども必要になります．

　私は救急科の医師ですので，多くの患者の診療は急性期で終了することが多いですが，敗血症治癒後にサポートが必要な患者を診察する定期外来診療も行っています．いわゆるPICS外来ですが，長い患者は敗血症治癒後3年程度経過してもなお通院されている患者もいらっしゃいます．敗血症は時に治癒してもその後も社会に完全に復帰するには，多くの困難を抱える方も少なくありません．一般病棟で回復途中の敗血症患者を担当する看護師のみなさんにできることですが，退院した後もその患者のサポートがどこかで続いていることを知っていただいて，何か患者が退院を前に不安そうにしていた場合には主治医に相談したり，各担当部署を紹介したり，情報提供を行ってあげてください．

　今回「社会復帰支援，必要な知識は?」について，知識と経験を織り交ぜて記させていただきました．社会復帰した後は"患者"は，"元患者"に変わります．看護師だけでなく医療者全般に言えることですが，"病気を診る"という視点から，最終的には"人を見る"視点へと変わっていくことが重要なのです．

　これでひとまず第1章が終わりになりますが，敗血症の理解は深まりましたでしょうか?　敗血症ケアの重要な点について，大事だなと思うところを中心に説明しました．

　第2章はいろいろな病棟における実際の患者について考えていきます．一緒に具体的な症例を考えることで，もっともっと敗血症について勉強していきましょう!

引用・参考文献

1) Yende S, et al. : Long-Term Quality of Life Among Survivors of Severe Sepsis: Analyses of Two International Trials. Crit Care Med, 44 (8) : 1461-1467, 2016.

2) 総務省統計局：統計からみた我が国の高齢者. https://www.stat.go.jp/data/topics/pdf/topics129.pdf (2021年11月5日閲覧)

3) 日本集中治療医学会PICS対策・生活の質改善検討委員会：本邦の診療現場におけるpost-intensive care syndrome (PICS)の実態調査. 日集中医誌, 26:467-475, 2019.

4) Egi M, et al. : The Japanese Clinical Practice Guidelines for Management of Sepsis and Septic Shock 2020 (J-SSCG 2020) . Acute Med Surg, 8 (1) : e659, 2021.

《第2章》
事例で学ぶ 敗血症
～病棟別～

　第1章では敗血症の大事なポイントについて，お話しました．この第2章では実際の病棟における症例とその対応について一緒に考えていきましょう．

　みなさんはいろいろな病棟で働いていると思いますが，外科，内科，マイナー科病棟など病棟によっても患者さんからのナースコールの内容は異なると思います．一方で，どの病棟でも敗血症を発症する患者さんがいて，初期のサインを見落としたり対応が遅れたりすると命にかかわる可能性があります．

　早期発見と早期治療につなげる観察・ケアはどのようなものか，事例を通じて一緒に考えていきましょう．

ショックとその対応

0

　みなさんが病棟で患者を「ショック」と判断するには，①血圧が下がって判断する場合と，②見た目，の2つがあります．

　血圧は収縮期血圧が90mmHg以下になったとき，もしくは普段の収縮期血圧よりも30mmHg以上低下したときにショックと判断します．また，血圧は血圧計を用いて測定できればよいのですが，患者の急変や緊急の処置が必要な場合には，動脈を触知して迅速にショックかどうか判断するのも大切なスキルです．

　触診による血圧の推定は，①橈骨動脈（手首）の拍動が触知できれば収縮期血圧80mmHg以上，②大腿動脈（鼠径部）の拍動が触知できれば収縮期血圧70mmHg以上，頸動脈（頸部）の拍動が触知できれば収縮期血圧60mmHg以上，と判断します．

　そのため頸動脈が触知できない場合はかなり危険な状態であり，頸動脈の触知に加えて呼吸も停止している場合には心肺停止状態と判断します．

　逆に言うと頸動脈の触知がなくても呼吸がある場合はショック状態ではありますが，心肺停止ではありません（ただ死戦期呼吸の場合には心肺停止と判断しますが）．血圧は数値として客観的にショック状態を評価できます．

　一方で血圧の低下しないショックもあります．その場合には**表1**の5つのショックの症状を見逃さないようにしましょう．

表1　ショック時の5つの徴候

1. 皮膚・顔面蒼白 (Pallor)
2. 発汗・冷や汗 (Perspiration)
3. 肉体的・精神的虚脱 (Prostration)
4. 脈拍微弱 (Pulselessness)
5. 不十分な促迫呼吸 (Pulmonary insufficiency)

「ショックの5P」とよばれています

また，ショックは原因によって**表2**の4つに分けられます．

表2　ショックの種類と原因

1．循環血液量減少性ショック （hypovolemic shock）	脱水，出血など
2．血液分布異常性ショック （distributive shock）	アナフィラキシー，脊髄損傷，敗血症など
3．心原性ショック （cardiogenic shock）	心筋梗塞，弁膜症，重症不整脈，心筋炎など
4．閉塞・拘束性ショック （obstructive shock）	肺塞栓，心タンポナーデ，緊張性気胸など

　敗血症では主に**表2**の血液分布異常性ショックを示します．しかしながら敗血症では脱水を合併していることも多いため，まず輸液を行います．

　表2の脱水による循環血液量減少性ショックには輸液が効果的です．そして輸液をしても血圧が上がらないことも多々経験しますが，それはショックの主な原因が循環血液量減少ではなく血液分布異常であるためであり，その状態を改善するにはノルアドレナリンの投与が必要となります．

　ノルアドレナリンは末梢組織の血管平滑筋を収縮させることで，敗血症性ショック患者の血圧を上昇させる作用があります．ノルアドレナリンはアドレナリンの前駆体ですが，もともとは副腎髄質や交感神経末端から分泌されるホルモンです．敗血症性ショックの際にはシリンジポンプを用いてノルアドレナリンを投与します．微量の変化で血圧が変動しやすいので，シリンジの交換時などでは血圧が変動する可能性があり注意が必要です．

　また，ノルアドレナリンは末梢組織の血管平滑筋を収縮させることで血圧を上昇させますが，末梢組織の血管平滑筋が収縮すると，組織の血流が悪くなって組織壊死してしまう副作用があります．そのためノルアドレナリンを使用する患者では，指先などの皮膚の色調変化を注意深く観察する必要があります．

それでは病棟で遭遇するケースを一緒に考えて行きましょう

Dr.近藤

消化器外科手術後，熱が下がらない＞＜; 急変が不安です

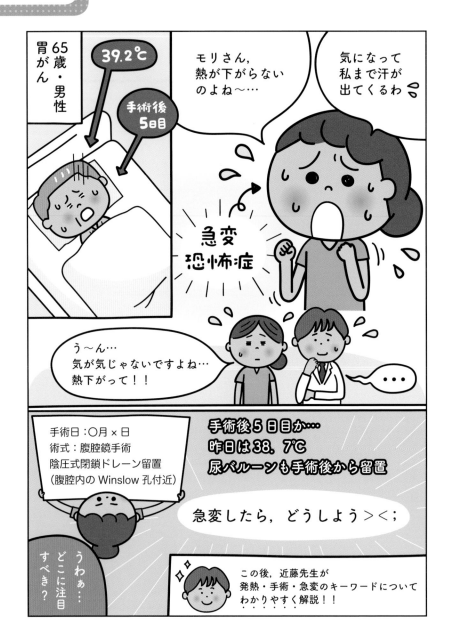

症例

　65歳・男性．胃がんのため腹腔鏡にて胃部分切除を行い，腹腔内の Winslow孔付近に陰圧式閉鎖ドレーンが留置中されています．現在手術後5日目ですが，尿バルーンも手術後から留置されています．昨晩から熱が出始めて体温が38.7℃となり，本日も39.2℃です．ドレーンの排液の色も少し緑色様に変化しています．

1　術後侵襲による発熱はバイタルサインの確認！

　消化器外科の手術後は，感染症がなくても術後侵襲により熱が出ることはよくあります．そのなかで感染症が原因で敗血症となっていて熱が出るケースもあり，経過を観察してもよい発熱なのか，担当医に報告して治療を開始すべき発熱なのか，判断に悩む場合があります．

　いずれにせよ，最初に行うべきことはバイタルサインの確認です．緊急性がある状態なのかをバイタルサインを参考におおまかに評価します．

バイタルサイン
血圧124/60mmHg，心拍数105回/分，呼吸数16回/分，
SpO_2 97%（酸素投与なし），意識レベルGCS E4V5M6，体温
39.2℃．

　バイタルサインに関して，熱がある以外はどうやら問題なさそうですね．qSOFAスコアも計算しても0点であり，qSOFAスコアの判断からは敗血症の可能性は低そうです．しかし，どうして熱が出ているのかと当然疑問に思うかと思います．

　バイタルサインが問題なかった場合に，次に評価すべきポイントは手術に関連した発熱かどうか，となります．手術創部・ドレーン・手術直後から出ていた発熱か否か，などを確認します．手術創部に発赤・腫脹・熱感・滲出液の増加，などがあれば手術創部に関連する発熱を疑います．さらに外科病棟ではドレーン関連による発熱の可能性も高いです．ドレーンに関して見るべきポイントは，主に以下のものとなります．

①ドレーンの固定位置はいつもどおりか？（体から抜けかかったりしていないか）
②ドレーン閉塞の可能性はないか？
③ドレーンからの排液の量・性状・色に変化はないか？
④ドレーンの留置期間はどれくらいか？

　外科患者の発熱では，とりわけドレーンに変化がないかを注意深く観察します．この患者は固定位置に変化はなく，ドレーンの閉塞もなさそうでした．なお，ドレーン閉塞ですが，内腔は閉塞していなくても固定の場所が悪いと屈曲により閉塞してしまう場合がありますので，体勢やドレーンの位置から屈曲による閉塞の可能性がないかも考えておきましょう．

　今回はドレーンの排液の量が前日よりも増えており，色も少し緑色様に変化していました．ドレーンの留置期間は5日間となっています．

担当医に報告すべきでしょうか？　すべきでないでしょうか？

担当医に報告すべき事項です．発熱があってドレーンの排液の性状と量の増加は腹腔内での何かしらのイベントを疑います．qSOFAスコアは0点で，バイタルサインも安定していますが，第1章でも勉強したとおりqSOFAスコアが0点だからといって安心してはいけません．qSOFA単独では敗血症を見つけられる感度はあまり高くなかったですよね．

Dr.近藤

　そのため担当医に連絡しました．そうすると，あなたは担当医より「今処置中で手が離せないから，2時間後くらいに行きます」と言われました．外科担当医コールからの「後で行く」は手術の多い外科病棟ではあるあるですよね．担当医コールの内容で緊急性が低い場合には，時間が経過しても担当医の先生が忘れていたということも時々経験しますよね（笑）．

　本症例では，2時間くらい経過して担当医の先生が患者を見に来てくれました．なので，一緒に患者を見に行ったところ，

バイタルサイン
血圧 94/48mmHg，心拍数 116 回 / 分，呼吸数 24 回 / 分，
SpO₂ 97%（酸素投与なし），意識レベル GCS E4V5M6，体温
38.9℃.

と変化していました．最初よりも少し血圧が低下していて，頻脈となっていて，呼吸数も増えています．一方で，意識レベル，SpO₂，体温はほとんど変化していません．qSOFAスコアは収縮期血圧で1点，呼吸数で1点となり，計2点となっています．敗血症の可能性があり，2時間前よりも注意して患者を観察する必要があります．

　また，第1章で勉強したおさらいですが，qSOFAスコアが2点以上になると死亡率が24%になるという報告もありましたよね．

医師が診察すると，腸液がドレーンから出ている可能性があると判断し，採血検査・腹部造影CT検査が実施されました．採血検査では，白血球とCRPの炎症所見高値があり感染症が疑われ，さらに肝機能・腎機能高値と臓器障害を認めたため敗血症の診断となりました．そして腹部造影CTにて，縫合不全・腹膜炎疑いにて緊急手術となりました．手術後は熱も下がり，全身状態も安定しました．

Dr.近藤

さて，ここで消化器外科術後の発熱に関して，もう少し考えてみましょう．手術後48時間以内には手術の侵襲の影響により熱が出ることは少なくありません．この場合は手術が原因であり感染症ではないため，それほど心配する必要はありません．そのため手術後48時間以内の発熱の場合には基本的に血液培養検査を採取する必要はありません．

しかしながら裏を返すと，手術後48時間以降では発熱の原因を考えておく必要があります．代表的な発熱の原因を提示します（**表1**）．

表1　消化器外科手術後の発熱の主な原因

発熱の原因	感染性	非感染性
項目	・術後創部感染症 ・腹腔内膿瘍・後腹膜膿瘍・腹膜炎等 ・人工呼吸器関連肺炎 ・誤嚥性肺炎（感染性か非感染性に分類すべきか微妙ですが，感染性に記載しておきます） ・カテーテル関連血流感染症 ・カテーテル関連尿路感染症 ・胆嚢炎・胆管炎 ・蜂窩織炎 ・静脈炎 ・偽膜性腸炎	・手術後の発熱（術後48時間以内） ・無気肺 ・創部の血腫 ・薬剤熱 ・輸血関連 ・誤嚥 ・抗菌薬関連下痢症 ・深部静脈血栓症・肺塞栓症 ・偽痛風

これらのなかで感染性のものは抗菌薬・ドレナージ・外科的処置や手術などの適切な対応をしないと本症例のように敗血症へ移行することがあります．おかしいなと感じたら，早めの対応を心がけましょう！

Memo

呼吸器外科手術後，胸腔ドレーンの排液が増えた．熱も出てる……

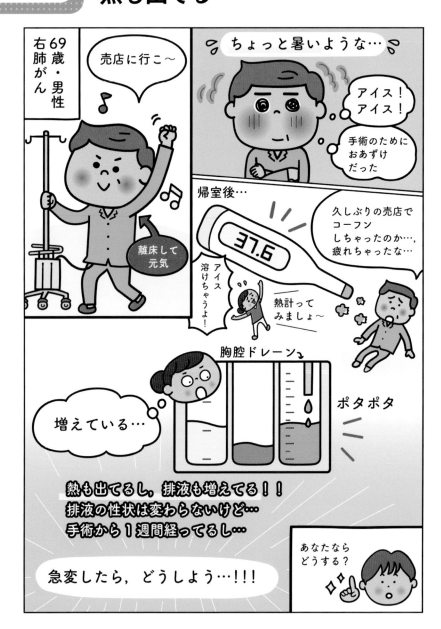

> **症例**
>
> 　69歳・男性．右肺がんのため胸腔鏡にて肺葉切除を行いましが術後に軽度の気胸を認めており，右胸腔内に胸腔ドレーンが留置中されています．
>
> 　現在手術後1週間．離床して元気なのですが，本日から37.6℃の熱が出ています．胸腔ドレーンの排液の見た目の性状は変わっていませんが，本日から排液の量が増えました．

1　胸腔ドレーン挿入患者さんの観察ポイント

　呼吸器外科の手術後の患者ですが，ドレーンで観察する基本的なポイントは消化器外科手術後と大きく変わりません．しかしながら胸腔ドレーンは腹腔内ドレーンとやや異なる点もいくつかあります．胸腔ドレーンで観察すべきポイントを挙げます（**図1**）．

図1　胸腔ドレーン挿入患者の観察ポイント

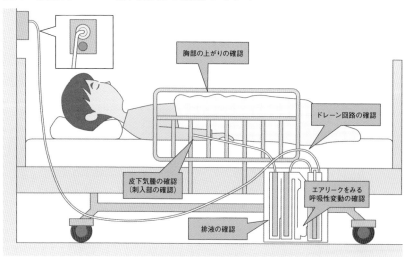

117

❶ 胸腔ドレーン挿入患者のチェックポイント

胸腔ドレーンでは，胸郭の上がり，エアリークの有無，呼吸姓変動，ドレーン刺入部の皮下気腫の確認はとても重要です．

> **胸郭の上がりが悪い**

ドレーンが閉塞している可能性があります．

> **エアリークの有無**

エアリークは気胸の場合に出現しますが，エアリークがない場合には気胸がないのか，ドレーンが閉塞しているのかを明確に区別することができません．ただし，呼吸性変動がなければドレーン閉塞の可能性が高くなります．

> **皮下気腫**

皮下気腫が新たに出現する際はドレーン閉塞やドレーンの先端の留置位置が良くないために空気が皮下に漏れていたり，ドレーン刺入部の穴から空気が入っている可能性があります．

このように，胸腔ドレーンは腹腔ドレーンにはない観察のポイントがいくつかあります．わかりやすく理解するために，エアリークがある・呼吸性変動の消失の場合のチェック項目を**表1**に示します．新たにエアリークが出現したり，呼吸性変動が消失した場合には医師へ報告しましょう．

表1 胸腔ドレーンのエアリーク・呼吸性変動に関するチェック項目

エアリークの出現	呼吸性変動の消失
□胸郭の動きが正常なのかを確認 □ドレーンの固定位置の確認 □ドレーンの破損の有無の確認 □ドレーン接続部がきちんと接続されているかの確認 □ドレーン刺入部から空気が入っていないか □持続吸引装置が破損していないか □胸部X線画像の確認	□胸郭の動きが正常なのかを確認 □ドレーンの固定位置の確認 □ドレーンの屈曲の有無の確認 □ドレーンの先端の確認 ⇒胸部X線画像で胸腔内に入っているか確認 ・ドレーン排液に血塊がある場合や粘稠度が高そうであれば，内腔の閉塞を疑う

　ちなみに正常なヒトの胸腔内は常に陰圧です（−5cmH$_2$O程度）．そのため胸腔ドレーンを挿入した場合には陰圧をかけることが多く．通常，−10cmH$_2$O程度の陰圧がかかるように設定します．

　また，正常な状態では胸腔内に空気や水は存在しませんが，空気や水が存在すると肺が十分に膨らむことができなくなるために胸腔ドレーンを挿入する，というわけです．

　とくに本事例の患者のように，呼吸器外科の手術後には胸腔ドレーンが挿入されていることが多く，胸腔ドレーンを観察することは，術後の胸水の増加防止，気胸発生時の治療，何かしら合併症が起きたときの手がかり，などの役割になることがあります．

あたなの方針

　この患者さんでは胸腔ドレーンのエアリークはなし，呼吸性変動は認めており，排液量の増加以外はとくに変わりはありませんでした．あなたは，医師へ連絡する方針としました．

医師

　「採血と胸水の検査をしてみよう」と言って，採血をして胸水を検査に出しはじめました．

　胸水の検査は何のためにしているのでしょうか？　みなさんはLight基準を知っていますか？　Light基準とは，「胸水が滲出性なのか漏出性なのかを判別する基準」になります[1]（**表2**）．

表2　胸水のLight基準

項目
□胸水タンパク量/血清タンパク量＞0.5
□胸水LDH/血清LDH＞0.6
□胸水LDH＞血清LDH正常値上限の2/3

上記1つ以上該当するなら滲出性胸水
文献1）より引用

❷ 胸水の検査

　Light基準には3つ項目がありますが，検査項目自体は血液・胸水中のタンパクとLDHの2つとなります．言い換えると血液・胸水のタンパクはLDHを調べるだけで，滲出性なのか漏出性なのかをおおまかに区別できます．

　滲出性胸水は，感染による胸水が多いのが特徴で，肺炎・膿胸・細菌性胸膜炎・がん性胸膜炎・乳び胸・膠原病関連などの場合で滲出性となります．

　漏出性胸水は，心不全・肝硬変・腎不全・ネフローゼ症候群・低アルブミン血症・上大静脈症候群などによる胸水です．

　ちなみに胸水は胸部X線画像正面立位よりも側面の方が，少量の胸水でも早く察知することができます．一般に胸部X線画像正面では胸水が200mL，側面では50mLくらいの胸水から判別することが可能となります．

　　Light 基準に準じて，胸水と血液のタンパクと LDH を調べたところ，血液検査（血清）のタンパク量が 7.5g/dL で胸水が 6.4 g/dL，血清 LDH が 239U/L で胸水の LDH：211U/L の状態でした．このため Light 基準すべてを満たすことになり，滲出性胸水が疑われました．滲出性胸水の場合，多くは感染によることが多いです．そこで，胸部造影 CT 検査を実施したところ，右膿胸を認めていました．

　　どうやら手術後に胸腔が感染していたようです．そのためすぐに追加のドレナージ手術をして，術後は発熱もおさまり，敗血症に進展せずに無事に良くなりました！

　呼吸器外科病棟の患者では，術後の早期離床や運動器リハビリテーションはとりわけ重要です．

　早期離床は痰の排出を促す効果があり，呼吸器外科病棟で多い無気肺や肺炎などの肺の合併症の多くを防ぐことができます．運動器リハビリテーションは痰を排出する力を強化したり，意識レベルの改善などに役に立ちます（痰の排出には本人が自分で痰を出そうとする意思もまた重要で，意識レベルが低下するとその気持ちも低下してしまいます）．

　その他に痰を排出させる方法として，体位変換・体位ドレナージ，水分補給（案外忘れがちです）・室内の加湿やネブライザーの使用，タッピング，などがあります．いずれも呼吸器外科病棟ではしっかり覚えておきましょう．

今回は呼吸器外科病棟の患者さんでした．基本的に正常なヒトの胸腔内は無菌状態ですので，感染を合併して敗血症に進展すると，その患者さんは命の危険性があります．胸腔ドレーンの特性を十分に理解して，質の高い看護ケアを実践しましょう

Dr.近藤

引用・参考文献

1) Light RW, Macgregor MI, Luchsinger PC, Ball WC Jr. Pleural effusions: the diagnostic separation of transudates and exudates. Ann Intern Med, 77(4): 507-13, 1972.

消化器内科病棟で，腹痛を訴えた後にショック状態．高熱も出ています……

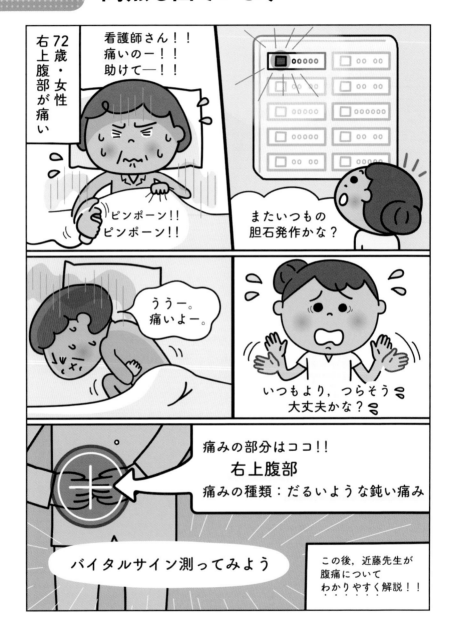

> **症例**
>
> 　72歳・女性．やや肥満．胆石発作をくり返すために入院．夜間に急に腹痛を訴えはじめました．右上腹部がだるいような鈍い痛み．患者さんは胆石発作をくり返しているので，あなたは「またいつもの胆石発作かな」と思っていましたが，ちょっと症状が強そう……．

1　バイタルサイン

とりあえずは，「まずバイタルサインの測定をしよう」と思い，バイタルサインをチェックしました．すると次のような状態でした．

バイタルサイン
血圧 98/48mmHg，心拍数 112回/分，呼吸数 26回/分，SpO_2 97%（酸素投与なし），意識レベル GCS　E3V5M6，体温 39.2℃.

2　qSOFA

早速qSOFAスコアを頭のなかで計算しますが，今回は3点ですね．今までの患者よりもqSOFAスコアは高い点数で敗血症の可能性は高そうです．なので，今までよりも注意して患者をみないといけませんね．

　また，qSOFAスコアとは直接関係ありませんが，体温も39.2℃と高く，余計に心配になりますよね．

あなたの方針

　qSOFA スコアが **3** 点ですので，医師へ報告することにしました．すると採血検査と末梢ルート確保の指示がありました．採血結果ですが，総ビリルビン **2.9 mg/dL**，直接ビリルビン **2.8 mg/dL**，AST **329U/L**，ALT **411 U/L**，LDH **223 U/L**，ALP **392U/L**，尿素窒素 **16 mg/dL**，クレアチニン **0.8 mg/dL**，CRP **18.1 mg/dL**，乳酸値 **32mg/dL** という結果でした．

↓

　肝・胆道系酵素の上昇を認めます．身体のなかで何が起こっているのでしょうか？

3 　胆石発作，胆嚢炎，胆管炎の違い

　胆石発作，胆嚢炎，胆管炎はどのような点が異なるのか，わかりますか？
　そもそも胆石ですが，健康診断の普及により発見されている人が増えており，日本人の約8％程度に胆石があるといわれています．
　ただし，胆石があるだけではすぐに手術や治療が必要というわけではありません．胆石をもっている人で症状がでないsilent stone（日本語に直訳にすると，"静かな石"となりますが）は30％程度といわれており，胆石があっても経過を見る人はたくさんいます．そのなかでも右上腹部の痛みを生じる，いわゆる"胆石発作"をくり返す人が手術の適応となります．

❶ 胆石発作
　胆石発作は「食後に胆嚢が収縮することによって起こり，時間が経過して胆嚢が弛緩すると症状が改善する」といったエピソードが典型的な症状となります．
　基本的に2時間以内で軽快して，発熱したりすることはありません．

❷ 胆嚢炎

　一方で，胆嚢炎はその原因の90％がやはり胆石によるものであり，石が胆嚢の頸部にはまり込んでしまい取れなくなってしまった状況です．

　身体所見としてMurphy徴候（右季肋部を圧迫しながら患者に深呼吸させると，痛みのために途中で吸気が止まる徴候）が有名ですが，陽性となる患者は50 〜 70％程度ですので，Murphy徴候がない場合でも胆嚢炎でないとは言い切れません．通常は抗菌薬による保存的治療や経皮経肝胆嚢ドレナージ（percutaneous transhepatic gallbladder drainage：PTGBD）によるドレナージ術などが選択されます．

　胆嚢壁に出血壊死を伴う壊疽性胆嚢炎などは緊急手術となる場合もありますが，一般的にはまず抗菌薬やPTGBDで治療して，炎症が落ち着いた数か月後などに待機的に手術をする場合が多いです．

❸ 胆管炎

　胆管炎は文字通り胆管の炎症です．その成因として①胆道閉塞，②胆汁中の細菌増殖（胆汁には細菌がいるようなイメージがありますが，普通のヒトの胆汁は無菌です！），の2つがあります（**表 I**）．

表1　胆管炎の原因

①胆道閉塞	胆石によるものが多いです．その他にも腫瘍による閉塞等もあります．閉塞部位ですが，胆嚢炎と違って胆石は胆管のなかまで落ちてしまっています．
②胆汁中の細菌増殖	腸管の細菌が何らかの原因で胆汁に移行する機序（腸管から胆管の方に向かって"上向き"に細菌が移動するので，上行性感染といわれています）等，が考えられています．

　①の閉塞から②の胆汁中の細菌増殖へとつながるケースも多く，①と②を区別することができないこともあります．胆道感染の原因菌としては，グラム陰性桿菌が最も多く，*Escherichia Coli*（大腸菌）が約30 〜 45％，*Klebsiella spp*（クレブシエラ菌）が約10 〜 20％，*Pseudomonas spp*（緑膿菌）が約0.5 〜 20％，*Enterobacter spp*（エンテロバクター菌）が約5 〜 10％とされています[1]．次にグラム陽性球菌が多くなり，*Enterococcus spp*（腸球菌）が約3 〜 35％，*Streptococcus spp*（連鎖球菌）が約2 〜 10％

となります．その他に嫌気性菌なども原因となります．細菌増殖がある場合
には治療としては当然，抗菌薬投与になります．

4 治療・ケア

　第1章で勉強したとおり，抗菌薬はできるだけ早く投与した方が良かった
ですよね．医師から抗菌薬投与の指示があったら，速やかに準備して投与す
るようにしましょう（初回の抗菌薬投与を迅速に投与することが大事です！　2
回目以降は初回ほど気にしなくても大丈夫です）．

　そして胆管炎と胆嚢炎は両方とも抗菌薬投与を投与しますが，治療方法が
異なるものも一部あります．胆管炎では，内視鏡的逆行性胆管膵管造影
（ERCP:endoscopic retrograde cholangiopancreatography）とよばれる治
療を行いますが，通常，胆嚢炎では本治療法の適応はありません．ERCPは
胆管内の閉塞を解除する目的で行いますが，胆嚢炎は前述のとおり基本的に
胆嚢頸部の閉塞であるためERCPは効果的ではありません．

　このように，胆石発作・胆嚢炎・胆管炎は名前が似ているものの，機序や
治療方法などは異なる部分が多々あります．

胆石って何からできているの？

　胆石の成分として，コレステロールでできているコレステロール結石が多
くなっています．これは高脂肪食が原因ともいわれており，そのため胆石の
ある人はコレステロールの高い中年以降の太った女性に多いのです．そうい
う視点でみると，本症例も肥満気味の女性ですね！

　他にはビリルビンカルシウム結石がありますが，胆汁中の細菌の感染が原
因と考えられています．

　そして黒色石とよばれる結石がありますが，黒色石はクローン病や溶血性
疾患，肝硬変の患者で認めることが多いです．黒色石は感染とは無関係とい
われていますが，黒色石の原因は今でもよくわかっていません．

5 敗血症に移行するのは？

　胆石発作は敗血症となりませんが，胆嚢炎と胆管炎は敗血症へと進展する可能性があります．さらに，胆管炎の方が胆嚢炎より敗血症に移行する可能性が高いので注意しましょう．典型的な胆管炎では，①発熱，②黄疸，③腹痛（上腹部，右季肋部）の3つの症状を認めます．これらの3つの症状はCharcot3徴[2]（シャルコーサンちょう）とよばれていますが，Charcot3徴は胆管炎かどうか判断するにあたり感度が低いため，この3つのうち1つの症状があれば胆管炎を念頭において対応することが大事です（3つのなかでも，黄疸は最も認めることが少ない症状となっています）．

　採血検査やバイタルサインなども観察しながら，観察・ケアしていきましょう．

　本患者さんの経過
　採血にて胆道系酵素の上昇と著明な炎症所見の上昇を認めます．黄疸はなかったものの，発熱と上腹部痛もあり，胆管炎と診断しました．診断後は抗菌薬投与と**ERCP**による治療を速やかに行いました．

　上記治療後は患者さんは元気になって，無事に退院できたそうです．ただ，まだ胆嚢内にも他にも胆石があるようなので，今後は待機的に腹腔鏡で胆嚢摘出術を行う方針となりました．無事にうまくいって良かったですね！

引用・参考文献

1）急性胆管炎・胆嚢炎診療ガイドライン改訂出版委員会：TG18新基準掲載 – 急性胆管炎・胆嚢炎診療ガイドライン2018. 医学図書出版，2018.
2）Charcot M：De la fievre hepatique symptomatique–Comparaison avec la fievre uroseptique. Leçons sur les Maladies du Foie des voies biliares et des Reins. Bourneville et Sevestre, 176–185, 1877.

呼吸器内科病棟で，患者さんが呼吸苦を訴え左肺音が聴取できない

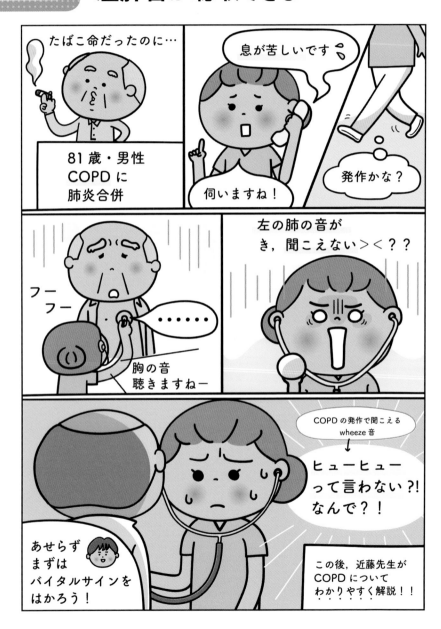

症例

　81歳・男性．もともと，ヘビースモーカー．今回は慢性閉塞性肺疾患(chronic obstructive pulmonary disease：COPD)に肺炎を合併していたため入院．ナースコールがあり呼吸苦の訴えがありました．COPDの発作と思い聴診をしたところ，左肺音がほとんど聴取できません．てっきりCOPDの発作のときの喘鳴(wheeze音)が聴取できると思ったのですが……．

1 バイタルサイン

　何が起こっているのかまだわかりませんが，とりあえず，まずはいつもどおりバイタルサインの確認ですよね．そのためバイタルサインを計測したところ，以下のとおりです．

バイタルサイン
血圧 121/58mmHg，心拍数 109 回 / 分，呼吸数 26 回 / 分，
SpO$_2$ 88%（酸素投与なし），意識レベル GCS E4V5M6，体温
38.1℃.

　バイタルサインでは頻呼吸とSpO$_2$の低下が気になりますね．今のところ，qSOFAスコアは1点ですが，バイタルサインの異常があるので，気は抜けません．緊急性の高い呼吸苦としてどのような疾患を思い浮かべますか？次の疾患は頭に入れておかなければいけません（**表1**）[1]．

表1　緊急性の高い呼吸苦の鑑別

気道	窒息
	アナフィラキシー
	急性喉頭蓋炎
	喉頭浮腫
肺	肺塞栓
	緊張性気胸
	気管支喘息発作
	COPD急性増悪
	肺炎，肺膿瘍，膿胸等
心臓	心不全
	心筋梗塞
	心タンポナーデ
その他	甲状腺クリーゼ
	ギランバレー症候群
	重症筋無力症・筋萎縮性側索硬化症
	貧血

文献1）より一部引用

2　処置

　そして酸素投与を行うにあたり，**表2**の投与量が目安になります．**表2**を参考にして，まずは鼻カニューラを用いた酸素投与の準備をしました．

表2　デバイスの違いによる酸素流量と酸素濃度

A. 鼻カニューラ（通常，酸素5L/分投与以下で使用）

酸素流量 (L/分)	1	2	3	4	5
FiO_2 (%)	24	28	32	36	40

B. 簡易酸素マスク

酸素流量 (L/分)	5〜6	6〜7	7〜8
FiO_2 (%)	40	50	60

C. リザーバーマスク（通常，酸素6L/分投与以上で使用）

酸素流量 (L/分)	6	7	8	9	10
FiO_2 (%)	60	70	80	90	100

あなたの方針

　SpO_2 の低下があったため，早速，鼻カニューラを用いて酸素投与を行いました．酸素を **2L/分**投与したところで，**SpO_2 93%** 程度に改善し，頻呼吸もやや落ち着いて呼吸数 **20回/分**となりました．患者さんも「呼吸苦が少し楽になった」とのことでした．

　バイタルサインが落ち着いたのと，すでに肺炎で入院しており抗菌薬も投与されていたため，あなたは左肺音の聴診所見が少し気になってはいましたが，自分の聴診のスキルにもあまり自信がなかったので，とりあえず経過を見ることにしました．

　本症例では酸素投与が2L/分でSpO_2 93%ですが，もう少し酸素投与したくなることもありますよね．ただしCOPDの患者に急に高濃度酸素投与をするとCO_2ナルコーシスを起こすことがあるので気をつけなくてはいけません．

　臨床の現場に慣れてくると，ついついCO_2ナルコーシスのことを忘れがちなので，もう一度ここで復習しておきましょう．

CO$_2$ナルコーシス

　人間の呼吸中枢はCO$_2$が蓄積する刺激で，呼吸数を調節しています．しかしながら普段からCO$_2$が蓄積している患者ではCO$_2$蓄積による刺激が麻痺しており，低酸素状態を刺激として呼吸を調節しています．

　そのため，そこに急に大量の酸素を投与すると，もう酸素が十分になったと呼吸中枢が勘違いを起こして，呼吸抑制されて場合によっては呼吸停止してしまう病態です．COPDなど慢性呼吸不全のある患者ではSpO$_2$ 90%以上を目標に，酸素投与するようにしましょう．そのため，この症例では酸素投与2L/分でSpO$_2$ 93%になったので，十分と判断したわけです．

　あとは余談ですが，COPD患者にフロセミド（ラシックス®）などの利尿薬を投与していると，ラシックス®の作用により代謝性アルカローシスとなるため，呼吸は代償のため呼吸性アシドーシスとなり，呼吸抑制に働きます．「COPD患者に高濃度酸素の投与をしていないのに，どうしてCO$_2$ナルコーシスになったんだろう？」というケースにラシックス®投与が行われていることがあります[1]．

　酸素投与はあくまで一時的な対症療法であり，低酸素血症の元々の疾患の治療をしたわけではありません．酸素投与している間に原因を探しましょう．この患者では原因検索せずに，少し様子を見るという判断をしたわけですが，どうなるのでしょうか？

その後の経過

　1時間後に再び呼吸苦を訴えはじめて，その際のバイタルサインは，血圧78/42mmHg，心拍数129回/分，呼吸数26回/分，SpO$_2$ 89%（酸素投与3L/分），意識レベルGCS E3V4M6，体温38.9℃．もうショック状態に陥っています．あなたは「さっきは落ち着いたのにどうしてだろう？」と思いながら，すぐに医師へコールしました．

　すぐに輸液負荷が開始され，ノルアドレナリンを投与し，気管挿管となりICUへと移動となりました．その後，治療後に胸部造影CT検査を行ったところ，左肺膿瘍とわかりました．

3 肺膿瘍と膿胸の違いは?

　今回は肺膿瘍でしたが，第2章-2の呼吸器外科病棟の患者の症例では膿胸でした．肺膿瘍と膿胸は何が違うかわかりますか？　名前が似ていて似たような疾患の印象を受けますが，実際には異なる疾患です．端的に言えば，両者の違いは，膿瘍形成する場所が異なります（**表3**）．膿瘍形成する場所が異なるということで，その発生機序も治療方法もやや異なります．**表3**を見て，しっかり覚えておきましょう．

表3　肺膿瘍と膿胸の違い

	肺膿瘍	膿胸
定義	細菌感染などで肺組織内に膿瘍が形成されている状態．空洞形成などを伴う	肺を覆っている膜（臓側胸膜）と肋骨側の胸腔にある膜（壁側胸膜）の間に膿が貯留した状態
原因	・血流感染により肺に細菌が広がって形成 ・肺炎	・肺炎 ・胸腔内の手術
リスク因子	誤嚥，COPD，免疫抑制状態	COPD，免疫抑制状態
原因菌	口腔内の嫌気性菌，黄色ブドウ球菌，クレブシエラ菌，緑膿菌等	嫌気性菌，連鎖球菌等
診断	胸部X線・CT検査にて空洞病変や空洞内部の液体貯留の確認．喀痰の塗抹検査，採血，気管支鏡検査等で総合的に判断	胸部X線・CT検査にて胸水貯留の確認．胸腔穿刺もしくはドレナージを行い，胸水が膿性であることを確認．胸水の塗抹検査もしくは培養検査を行う
治療	抗菌薬投与が原則．肺内に膿瘍が留まっている場合，胸腔ドレナージは無効	重要な治療は胸腔ドレナージ．さらに抗菌薬投与を行う

治療がとくに患者の予後を左右するために重要で，いずれの場合にもすぐに抗菌薬投与の指示が出るはずですし，さらに膿胸の場合にはチェストチューブを用いて胸腔ドレナージをする可能性が高いので，早めに物品の準備をしておきましょう．

　患者さんの経過
　ICU においてすぐに抗菌薬治療を開始しました．抗菌薬投開始後は状態も改善し，抗菌薬投与期間は **4** 週間以上かかりましたが，無事に元気になって退院しました．
　よかったですね！

異常所見を認めた場合に対症療法で少し状態が良くなったからといって，異常所見の原因がわからないまま様子を見てはいけません．きちんと原因を考えて，早めに医師へ報告しましょう．

Dr.近藤

引用・参考文献

1) Brijker F, et al：Discontinuation of furosemide decreases PaCO$_2$ in patients with COPD. Chest, 121 (2)：377-382, 2002.
2) 岩田 充永：呼吸が苦しそうです．看護学雑誌，73(11)：78-82，2009.

Memo

心臓外科にて人工血管置換術後，高熱が続いてショック状態に……

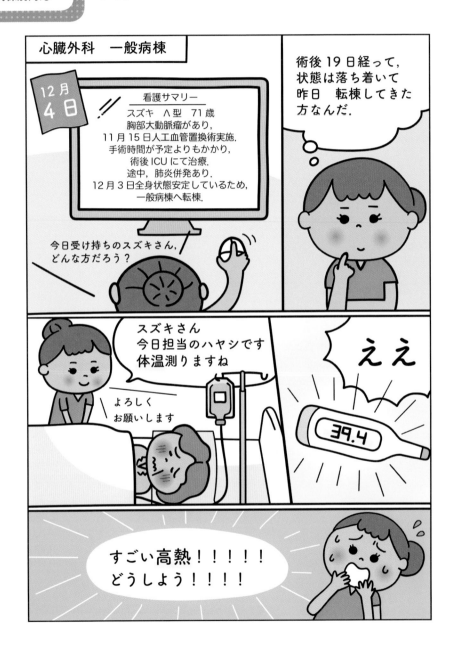

症例

　71歳・女性．心臓外科病棟で入院している．もともと，胸部大動脈瘤があったため大動脈の人工血管置換術が行われていました．手術は予定よりも時間がかかったたこともあり手術後はしばらくICUで治療．途中，肺炎を併発しましたが，その後全身状態が安定し，昨日，心臓外科の一般病棟へ転床となりました．現在手術後19日で，転床してきたばかりの患者さんの状況を把握しようとしたところ，本日いきなり熱が出ました．

1 バイタルサイン

　昨日は「全身状態が落ち着いている」ということでICUから出てきたのに，「早速，発熱するなんて"ついてないなあ"」とあなたは思うかもしれません．でも，実際の臨床現場では結構こういう場合はありますよね．ICUから出てきたばかりの患者は，"状態が落ち着いている"，と申し送りを受けたとしても，一般病棟の患者と比べると重症度が高いことが多いので，要注意でしょう．

　それで，患者は熱が出てしまったので，あなたはICUのときの経過表を見てみると，ICUでも37℃台の微熱がずっとあったことに気がつきました．

バイタルサイン
血圧 82/46 mmHg，脈拍 121 回 / 数，呼吸数 24 回 / 分，SpO₂ 95%（酸素投与なし），意識レベル GCS E3V5M6，体温 39.4℃でショック状態となっていました．

　熱があると思って，バイタルサインを計測すると，既にショック状態です．また，qSOFAスコアも3点となっていて，要注意ですね．

あなたの方針

　ショック状態であり，qSOFA も 3 点であったため医師に連絡したところ，点滴の指示をもらいました．そのため 18G の静脈留置針で末梢点滴ルートを確保して，乳酸リンゲル液（ラクテック®）で輸液を開始しました．

　すると血圧が少し上がって，98/48mmHg となりました．医師もすぐに駆けつけてくれましたが，平均血圧も 65mmHg を少し下回っていることや，循環動態が不安定ということもあり，末梢静脈ルートからノルアドレナリンを投与開始しました．すると血圧は 121/68mmHg とやっと落ち着いてきました．

　でも，あなたは，ちょっと疑問が出てきています．「あれ？ ノルアドレナリンって，ICU とかで中心静脈カテーテルから投与する薬だったよね？　末梢静脈ルートから点滴しても大丈夫だったかな？（でもまあ，医師の指示だからいいかな）」，と感じることもあるかもしれません．

2　末梢静脈ルートとノルアドレナリンの投与

　末梢静脈からのノルアドレナリン投与ですが，静脈炎を起こしやすく，また血管外に漏出すると組織壊死をきたしたり，また血管収縮により末梢部位が虚血になるとされてきました．そのため中心静脈ルートから投与されることが多い薬剤です．

　しかしながら，『敗血症診療ガイドライン2021』（SSCG-2021）では，「成人の敗血症性ショックにおいて，中心静脈ラインを確保するまでの間，末梢静脈ラインから循環作動薬投与を開始することを提案する」と，その末梢静脈ルートからの投与が推奨されています．これは末梢静脈からのノルアドレナリン投与の副作用が6時間以内だとほとんど出現しないということがわかってきて[1]，長期間の投与でなければ安全に使用できるという理解に医師も変わってきているのです．

　中心静脈ルートを取るのに時間がかかってノルアドレナリンの投与が遅れ

ると，敗血症では重篤な治療の遅れにつながる可能性があります．末梢ルートはゲージ数のことはあまり考慮しなくてもよいですが，手背では肘のルートは本人が動くと漏れやすいため，前腕などがルートの確保部位として望ましいと考えられます．

また，薬剤の濃度が高いと薬剤が漏れた際に組織障害を起こしやすいですし，ライン内の薬剤がプッシュされたときの循環への影響を考えると，ある程度希釈してから使用すると良いでしょう．

以上より，末梢静脈からのノルアドレナリン投与の指示が出ても，その指示は間違いではないのです．ただし，通常の点滴よりも，点滴刺入部の発赤・腫脹・疼痛には気をつけて観察を行う必要があります．上記の症状が出た場合にはただちに医師へ報告しましょう．

3 人工血管置換術後の発熱

通常の手術後の発熱と同様に，肺炎，尿路感染，手術部位感染などの可能性を考えますが，人工血管置換術後の患者ではさらに人工血管感染からの敗血症の可能性を考えておかないといけません．なお，人工血管置換した部位と元々の血管とのつなぎ目のところで，吻合部瘤とよばれるコブを作ることもあります．この吻合部瘤は感染でなくても起こることがありますが，術後早期に見つかる吻合部瘤は感染性のことが多く，また感染性の吻合部瘤では破裂の危険性も高くなります．

❶ 人工血管が感染した場合の治療法

人工血管が感染した場合の治療法は，基本的には人工血管を抜去することになります．人工血管感染の頻度は1.1〜2.5％程度とされており，あまり多くはありませんが，見落とすと致命的な疾患です[2]．原因菌としては黄色ブドウ球菌が最も多く，人工血管感染の約半分程度が黄色ブドウ球菌によるものとなります．手術後6か月以内に見つかることが多いことから，手術中の細菌の付着などが原因として挙げられます．人工血管置換手術後に発熱をした場合には，この人工血管感染の可能性も念頭におきましょう．

❷ 人工血管感染のリスク因子

　その他，人工血管感染のリスク因子としては，長時間の手術・輸血量が多い・糖尿病や肝硬変などの既往・ステロイド内服中などがあります．そういえばこの患者も，手術が長引いていましたよね．患者を把握するにあたり，手術中に何があったかをきちんと把握しておくことも大事です．

この患者さんでは血液培養検査から黄色ブドウ球菌が検出され人工血管感染の可能性が考えられましたが，すぐに抗菌薬を投与したところなんとか全身状態は改善して，手術をせずに状態は良くなりました！

Dr.近藤

引用・参考文献

1) Loubani OM, Green RS：A systematic review of extravasation and local tissue injury from administration of vasopressors through peripheral intravenous catheters and central venous catheters. J Crit Care,30(3):653.e9-17, 2015.
2) 横川雅康，鈴木衛，山本雅己ほか：当科における人工血管感染症例の検討．日血外会誌，6(4)：455-462，1997.

Column4　看護師のアカデミックキャリア

　医師のアカデミックキャリアは，大学病院にて教育や研究をしながら勤めるか，市中病院でより臨床を重視して勤務するかなど，所属する病院によってその性質が異なります．医師の場合は大学病院で働くと，臨床をやりながら教育や研究も空いた時間にやっていくという，今流行の二刀流スタイルです．

　一方で看護師のアカデミックキャリアですが，医師職よりもより臨床現場重視の雰囲気が強いかなと個人的に思っています．多くの看護師のみなさんがまず病院で働きますよね．その後，自身のワークライフバランスを考えながら，外来だけのクリニックでの仕事をしたり，訪問看護師をやったりさまざまな選択肢に移っていくイメージです．

　ほかにも一般企業に就職したり，医療相談のコールセンターで働いたりと，看護師の仕事の幅はとても大きいと思います．

　看護系の教育や研究機関で働く人材は医師以上に不足しているといわれています．大学で看護教育や看護研究にかかわるようになると，実際の臨床現場の仕事から距離ができることが多いからかもしれません．一方で，看護師の誰もが看護教育を受けて看護師となっていますし，また質の高い看護や最新の看護技術を実践するには，看護教育や看護研究をする人材が必要不可欠です．

　みなさんも今後のキャリアをいろいろと考えていると思いますが，やりたいことを大事にしながら看護のプロフェッショナルとして，多方面で活躍することを心から願っています．

循環器内科病棟で，血圧低下．心電図でST上昇あり

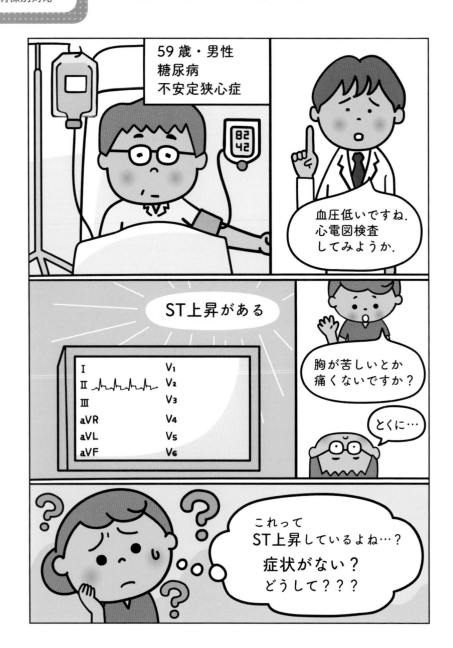

> **症例**
>
> 　59歳・男性. 糖尿病と不安定狭心症があり, 循環器内科病棟におい
> て精査目的で入院. 当初は心臓カテーテル検査を行う予定でしたが, 入
> 院後まもなく37℃台の発熱があり軽い肺炎となってしまったので, 抗
> 菌薬で治療中. 本日, 血圧が下がり, 心電図検査をすると前胸部誘導
> V1〜V4でST上昇が認められました. しかし, 症状がなく, 胸痛の訴え
> 等はありません….

「ST上昇があるので, 心筋梗塞なのかな？ でも本人は何も訴えていない
けど, どうしてなのだろう？」とあなたは考えています.

1 無痛性心筋梗塞

　無痛性心筋梗塞は糖尿病患者・高齢患者で認められますが, その他にも喘
息患者や精神病合併患者でも無痛性心筋梗塞を引き起こします.

　糖尿病では神経障害が起こるため, 痛覚伝導にかかわる神経が障害されて
無痛性になると考えられていますが, 側副血行路が発達していると虚血が緩
和されて無痛性になる機序なども挙げられています.

　高齢患者や精神病合併患者では, 痛みの感受性の低下や記憶の曖昧さ等が
関与しているとされています. このように, 無痛となるのは単一の機序だけ
ではなく, さまざまな要因があるようです.

　無痛性心筋梗塞は症状に乏しいため診断が難しく, 周囲や本人も気がつき
にくいことが特徴です. そのため有痛性のものよりも死亡率も高くなってい
ます[1]. 無痛性心筋梗塞は心筋梗塞のなかでも13％程度とされており, 決し
て稀な病態ではありません[1]. みなさんもそのような患者に遭遇することが
あると思って対応しましょう.

2 バイタルサイン

無痛性心筋梗塞のことを考えながら，患者のバイタルサインを測定しました．

> **バイタルサインと身体所見**
> **血圧 82/42mmHg，心拍数 114 回 / 分，呼吸数 16 回 / 分，**
> **SpO₂ 95%（酸素投与なし），意識レベル GCS E4V5M6，体温**
> **37.3℃．手足は冷たい．**

バイタルサインを見ると，ショック状態となっていますね．qSOFAスコアは1点ですが，ショックの原因が感染によるものなのか（つまり敗血症性ショックなのかどうか）が気になりますね．

ショックは大きく分類すると，4つに分類されます（**表1**）．

表1　ショックの分類

循環血液減少性ショック	脱水
	出血
	熱傷
	嘔吐・下痢
血液分布異常性ショック	敗血症
	アナフィラキシー
	脊髄損傷（神経原性）
	副腎クリーゼ
心原性ショック	急性心筋梗塞・心筋炎
	心不全
	弁膜症（大動脈弁狭窄症，僧帽弁狭窄症等）
	不整脈
閉塞性ショック	心タンポナーデ
	緊張性気胸
	肺動脈塞栓症
	収縮性心膜炎

　この本で勉強してきた敗血症は血液分布異常性ショックですが，心筋梗塞は心原性ショックに分類されます．血液分布異常性ショックでは輸液や循環作動薬で対処しますが，心原性ショックでは心臓の異常所見に合わせて治療をしていきます．

　患者は手足が冷たいので，「第1章-7　子どもの敗血症のケア」でも説明したウォームショックではないようです．成人の敗血症の初期はウォームショックを呈することが多いとされていますので，敗血症ではないような気がしてきました．

あなたの方針

　敗血症の可能性は低いかなと，心原性ショックを考えて，循環器内科の主治医をコールしました．循環器内科医師が心臓超音波検査を行ったところ，前壁の壁運動が低下しており，また採血による心筋逸脱酵素を測定したところ CK 652 IU/L，CK-MB 112 IU/L，トロポニン T 0.28 ng/mL であり心筋逸脱酵素の高値を認めたため，急性心筋梗塞の診断で緊急カテーテル治療実施となりました．

　「やっぱり心原性ショックだったのか」とわかり敗血症だけではなく，他の疾患のショックの可能性も考えておかないといけないな，と改めて感じました．

　そこであなたは振り返ってみて考えたのですが，この患者は最初に肺炎となっていましたが，心筋梗塞と肺炎は何か関係があったのでしょうか……？

3 肺炎と心筋梗塞は関係あるのか？

　感染症は心筋梗塞の原因となるといわれています．格好良く言うと，「Infection（インフェクション：感染）はInfarction（インファークション：梗塞）の原因となる」という言葉がありますが，感染症がある患者では，いつもより心筋梗塞に注意して経過を見る必要があります．

　インフルエンザウイルスやコロナウイルスも心筋梗塞を発症するリスクが高まることが科学的にもわかっています[2],[3]．とくに感染後1週間以内は心筋梗塞の発生リスクが高いので，注意して観察しましょう．

> 今回は肺炎後にショックになっていろいろと考えた結果，心原性ショックであった患者さんでした．敗血症性ショックを鑑別しながら，急変対応をしていたと思います．
> 実際の臨床の現場ではショックの原因で迷うことが多いと思います．ショックの4つの分類をきちんと理解しておきましょう．

Dr.近藤

引用・参考文献

1）Uretsky BF, et al：Symptomatic myocardial infarction without chest pain：prevalence and clinical course. Am J Cardiol,40(4):498-503, 1977.

2）Kwong JC, et al：Acute Myocardial Infarction after Laboratory-Confirmed Influenza Infection. N Engl J Med,378(4):345-353, 2018.

3）Ghasemzadeh N, et al：A Review of ST-Elevation Myocardial Infarction in Patients with COVID-19. Cardiol Clin,40(3):321-328, 2022.

Column5　ベッドサイドモニターについて

　「病棟の患者さんの状態が不安定になる」,「バイタルサインが心配かな」,と思ったらベッドサイドモニターを装着すると思います.

　しかしながら,よくアラームが鳴りっぱなしになることはありませんか?

　アラームがなぜ鳴っているかを考えることはとても重要です.

　実際の病棟で働くとアラームの多くは何もないのに鳴っていることが多く,「どうせまた何もないでしょ」と思っていると,本当の急変を見逃してしまいます.そのため,効率よくベッドサイドモニターを使用することが重要です.

①不要なアラームが鳴らないようにする

　たとえば心電図モニターの場合では身体が動いただけで,アラームが鳴ることがあります.

　しかし,モニターを装着する位置や貼り方で不要なアラームを減らすことができます.例にあげると,心電図の電極シールを筋肉の多い部位に貼ると,身体が動くときに筋肉も動くのでノイズによるアラームが増えます.そのため筋肉の少ない鎖骨の下や肋骨の上あたりなどに貼ると不要なアラームを減らすことができます.さらに電極シールは乾燥すると剥がれやすくなりますし,またノイズによるアラームの原因となりますので適宜,電極シールを貼り替えます.

　ほかには皮膚に角質があるとやはりノイズによるアラームの原因となります.アルコール綿などで皮膚を拭いてから,電極シールを貼るとノイズによるアラームを減らすことができます.

②SpO₂モニターを使いこなす

　SpO₂モニターは心電図や脈拍などほかのモニターと比べて,偽のアラームが少ないです.さらに多くの急変患者をSpO₂モニターで感知することができます.もちろん本当に急変リスクが高い患者では必要な種々のモニターを装着すべきですが,リスクの低い患者にはSpO₂モニターを駆使して対応することも賢い対応といえます.

③モニターが不要な患者には装着しない

　状態が落ち着いていて,急変の可能性がない患者にはモニターを使用する必要はありません.モニターの装着が必要な患者に絞ってきちんとモニターを使うことにより,毎回アラームが鳴ったときには必ずモニターを確認し,必要に応じて患者を自分の目で見ることが大切です.

　逆にいえば本当に危ないと判断される患者がいた場合には,モニターの有無にかかわらず患者の側から離れてはなりません.

　病棟でアラームが鳴っているにもかかわらず,看護師が対応できなかったというヒヤリ・ハット事案やアクシデント事案が発生しています.もう一度ベッドサイドモニターを見つめ直して,アラームにはきちんと対応しましょう.

脳神経内科病棟で，脳梗塞で寝たきりの患者さんがむせこんで急変

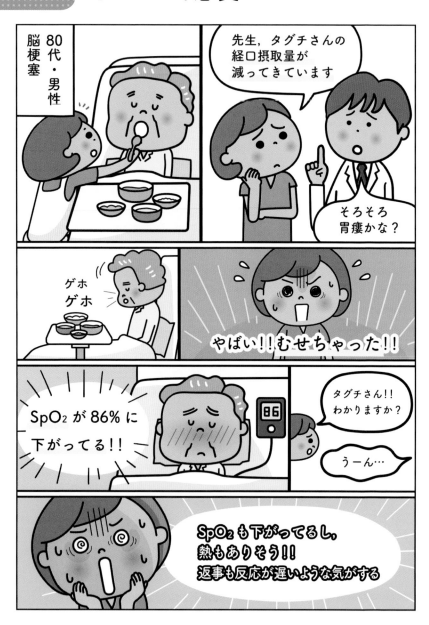

症例

　80代・男性. 半年ほど前に脳梗塞となり，ほぼ寝たきりの状態となっていました. かろうじて介助下にてご飯を食べることはできていましたが，食事の量が減ってきていて胃瘻造設を検討中. 先ほど急にむせ込みがあった後から，SpO₂86%に低下して発熱と意識レベルの低下…….

1 バイタルサイン

　脳神経内科病棟におけるむせ込み後の酸素化不良，発熱，意識レベル低下の患者ですが，脳卒中後や神経筋疾患をもつ患者は咳嗽反射の減弱や嚥下機能の低下により，誤嚥性肺炎をくり返す患者が多いです.

　食事中の食塊による誤嚥では菌が原因というよりも，異物が気管支や肺に侵入することによる化学性肺炎の要素が強いですが，口腔内常在菌が肺に侵入して感染症を引き起こせば，誤嚥性肺炎による敗血症を引き起こします.

　脳神経内科病棟では誤嚥性肺炎・尿路感染症を発熱の原因として，常に念頭におく必要があります. また，うつ病や認知症などの精神疾患でも嚥下機能が低下するとされています.

　そこでいつもどおり，まずバイタルサインを計測してみました.

バイタルサインと身体所見
血圧 106/68mmHg, 心拍数 110 回 / 分, 呼吸数 24 回 / 分,
SpO₂ 86%（酸素投与なし），意識レベル GCS E3V4M5（元々と
変わりなし），体温 37.9℃. 口腔内が乾燥している.

　qSOFAスコアは計算上2点となるような気がしますが，意識レベルは元々低下していて変わっていないので，呼吸数だけを加算し1点とする方が正しい評価です.

2 誤嚥はこうみる!

　誤嚥には緊急度の高いものと，そうでないものがあります．食事に伴う大量の食塊の誤嚥などでは緊急性が高く迅速な治療が必要で，喘鳴などを聴取します．とくに窒息していないかどうかをまず判断しなければなりません．

　緊急疾患ではいつでも，第I章で勉強したABCDEアプローチで順番に治療していきます．逆に言うとABCDEが落ち着いていれば，それほど焦る必要はありません．とくに不顕性誤嚥ではむせ込みも起こらないため看護師側も気がつきにくく，本人も自覚症状がなかったりします．

　この患者は食事に伴うむせ込みがあった後に急変しているので，不顕性誤嚥ではなく，通常の誤嚥性肺炎ですね．ここで誤嚥性肺炎と不顕性誤嚥についても勉強してみましょう．

3 誤嚥性肺炎

　誤嚥性肺炎は高齢者の多くに発症する疾患で敗血症へと進展することもあり，死因の上位を占めます（**表1**）.

表1　誤嚥性肺炎

疫学	• 男性の方が女性より多い • 高齢になるほど増える • 7〜8割が反復する
原因菌	• 口腔内常在菌，嫌気性菌など
検査	• 胸部CT（肺炎の程度の評価） 　⇒誤嚥による肺炎像は下葉背側に多い．また解剖学的に右側の肺が左側よりも分泌物が落ちやすいため，右側に多い． • 採血（炎症の程度・敗血症へ進展の評価） • 嚥下機能テスト 　・嚥下造影検査（実施困難な施設も多い） 　・反復唾液嚥下テスト（ベッドサイドで簡易にできる） 　・水飲みテスト（ベッドサイドで簡易にできる）
リスク因子	• 脳血管障害後・神経筋疾患・意識障害・認知症・うつ病・胃切除後・消化管機能低下・鎮静薬使用・経管栄養・気管食道瘻など
抗菌薬	• ABPC/SBT（ユナシン®）など

　入院患者では既に抗菌薬投与の既往があると口腔内の細菌叢が乱れており，耐性の有する菌を既に保菌していることもあり，誤嚥性肺炎で重篤な状態になることがあります．

　また，制酸剤やファモチジン（ガスター®）などのH_2ブロッカーはもちろん胃潰瘍などを抑制するという意味では効果的である一方で，胃酸のpHが上昇することにより菌が増殖しやすくなり，誤嚥性肺炎を起こす可能性が高くなります．さらに外科系病棟では絶食期間があったりしますが，絶食中には嚥下機能の低下が起こりますので，その後，食事を開始する際には嚥下機能の評価をするなど，慎重な対応が求められます．

　医師サイドも長期間の絶食は患者の嚥下機能を低下させるため，可能となったら速やかに食事の指示を出すことを心がけなければいけません．食事の開始時期について，医師と綿密に連絡をとって，嚥下機能が低下しないように注意してケアしていきましょう．ちなみに誤嚥性肺炎の対策には**表2**のようなものがあります．

表2　誤嚥性肺炎の対策

• 食事の改善（とろみ食への変更など）
• 口腔ケア・口腔内を湿潤環境に保つ
• 消化管機能改善
• 体位変換と頭部挙上
• 離床・運動
• 喀痰排出促進（理学療法，去痰薬の使用）
• 嚥下リハビリテーション
• 処方薬 　・咳嗽反射を抑制する薬剤（鎮咳薬など）の中止 　・咳嗽反射の亢進効果のある薬剤（ACE阻害薬など）の使用

4 不顕性誤嚥

不顕性誤嚥とは誤嚥しているのにむせ込みなどがないため，外から見た人には症状がわからない誤嚥の状態をいいます．原因としては嚥下機能や感覚低下などが挙げられます．

また，食事とは無関係に夜間の寝ている間に起きていることも多く認められます．

5 口腔ケアと敗血症

ちなみに口腔内を清潔に保つことは，誤嚥性肺炎を減らすだけでなく，さまざまな疾患を予防するのに役立ちます．歯周病はもちろんですが，感染性心内膜炎も口腔内の菌が血流に侵入して引き起こします．

また，口腔内衛生環境が悪いと糖尿病も合併しやすくなります（逆もしかりで，糖尿病があると口腔内衛生環境が悪くなります）．

表2でも記載していますが，時折忘れがちなのが，口腔内の湿潤環境です．口腔内の乾燥を避けて，湿潤環境を保つことも敗血症対策として有用なのです．なぜなら外界のウイルスや細菌は粘膜からも侵入したりしますが，口腔内が乾燥しているとそれらのウイルスや細菌が侵入しやすくなるためです．また，唾液は免疫防御作用の1つであり，抗菌作用や組織修復作用なども有しています．

口腔内が乾燥する場合

①唾液の分泌能力が低下

②口腔内の保湿能力が低下

上記2つのケースが主に考えられます．①には前述の糖尿病をはじめ，脱水，下痢，腎不全，貧血，薬剤性（利尿薬，降圧薬，抗うつ薬，抗コリン薬等）などがあります[1]．②は水分の蒸発によるものが多く，発熱，意識障害による開口状態，酸素投与，などが原因として挙げられます．

このような場合には口腔内が乾燥しやすいので，適宜，口腔内を湿らせたり，原因の解決を行ったりして敗血症予防をしましょう．

いろいろと勉強したところで，そろそろ，今回の症例に戻って考えてみます．

あなたの方針

　担当医師へ相談することにしました．採血検査・尿検査・胸部 X 線撮影を行ったところ，やはり誤嚥性肺炎の診断となり，また敗血症にも移行していました．また SpO_2 の低下が目立ったので，気管支鏡検査を担当医師が実施して，多量の食物残渣用の痰を吸引したところ，SpO_2 が改善しました．

誤嚥性肺炎はよく遭遇する疾患ですが，敗血症にも移行しますし，治療や予防には看護師や医師だけでなく，理学療法士・栄養士・作業療法士など多職種の介入によるチームプレーが必要な疾患でもあります．

高齢社会における日本では今後，誤嚥性肺炎による敗血症治療が増えていくと思います．これを機に誤嚥性肺炎の看護のポイントをよく理解して，実践しましょう．

引用・参考文献

1）渡邊裕：高齢者の口腔衛生状態維持（口腔ケア）の重要性．化学療法の領域，30(9)：75-82，2014.

脳神経外科病棟で,
開頭手術後に意識混濁
脳室ドレーンが濁っている

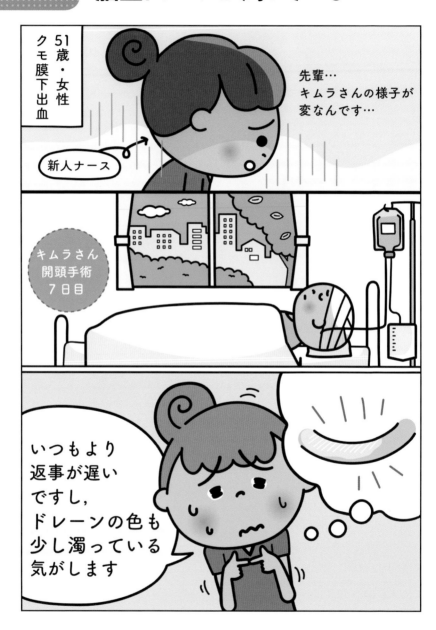

症例

　51歳・女性．クモ膜下出血により開頭手術を行い，手術後7日経過．本日から意識が混濁しており，脳室ドレーンの排液がいつもよりやや濁っているような気が……．

　脳室・脳槽ドレーンは脳脊髄液や血液の排出，頭蓋内圧管理をするために脳神経外科の開頭手術後に挿入されます．脳脊髄腔は通常130mL程度の容量ですが，健常人における脳脊髄液は約500mL/日ほど産生されています．つまり，絶えず脳脊髄は産生と吸収をくり返し，入れ替わっているのです．

　この患者では手術後に脳室ドレーンの排液，つまり髄液が濁っているとのことで，髄液に感染が起こっているような気がしてきました．脳室ドレーンの扱い方がまずかったのかなとあなたは不安になっています．

　今回は敗血症を起こさない脳室・脳槽ドレーン管理について，勉強しましょう．

1　脳室・脳槽ドレーン管理

　脳室ドレーンは先端を側脳室前角とよばれるところに留置することが多いですが，脳槽ドレーンは脳底槽，シルビウス槽，視交叉槽などの脳槽に留置します．ドレーンは外耳口の高さを基準として，ドリップチャンバー内のドレナージチューブの先端の高さを調整してドレナージ圧を設定します（**図1**）[1]．

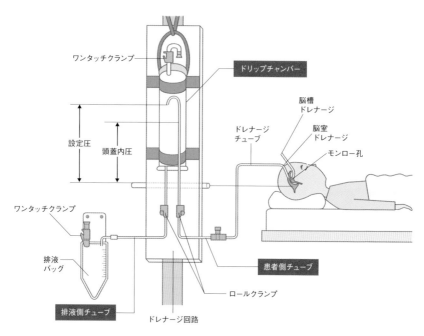

ワンタッチクランプ

ドリップチャンバー

脳槽
ドレナージ

ドレナージ
チューブ

脳室
ドレナージ

モンロー孔

設定圧

頭蓋内圧

ワンタッチクランプ

排液
バッグ

排液側チューブ

患者側チューブ

ドレナージ回路

ロールクランプ

図1 脳室・脳槽ドレーンの仕組み
文献1）より引用

　脳室・脳槽ドレーンの感染による敗血症の発症ですが，主に2つの機序が考えられています．

　1つが「手術中の汚染」です．髄液が手術中に汚染しているため，病棟に勤務するみなさんが予防することはできません．感染の早期発見をすることが重要となります．

　そしてもう1つの機序が「脳室・脳槽ドレーンからの感染」による敗血症であり，こちらはみなさんが適切に対応すればある程度，予防可能です．逆行性感染（排液が脳室内へ逆流するなど）や経皮的感染があり，これらはドレーンを清潔に保ち，また逆流に気をつけることによってある程度，予防が可能です．

　体位変換やCT撮影のため移動する際などは逆流が起こる可能性があるので（ドレナージしすぎるとオーバードレナージとなる可能性もあります），ドレーンを必ずクランプする必要があります．クランプは患者側の方からロールク

ランプから閉鎖し，最後にワンタッチクランプを閉鎖します（患者側から遠い位置からクランプしてしまうと回路内の髄液が逆流する可能性があるためです）．

　開放する際には逆に，患者側から遠いワンタッチクランプ，ロールクランプの順に開放していきます．経皮的感染はドレーン刺入部が不潔であると起こりやすいため，清潔に保つように日々心がけておきましょう．

　なお，脳室ドレーンでは他のドレーンのようにミルキングをやってはいけません．脳室内の脈絡叢や脳室壁を損傷する可能性があるからです．

> **バイタルサイン**
> 血圧 146/68mmHg，心拍数 92 回 / 分，呼吸数 20 回 / 分，SpO$_2$ 98%（酸素投与なし），意識レベル GCS E2V3M5，体温 36.9℃.

　あれ，熱はないんだね．発熱がないけど，髄膜炎なのかなぁとあなたはちょっと不安になっています．qSOFAスコアはI点ですね．敗血症なのかどうかもまだわかりません．

2　医療関連脳室炎・髄膜炎

　このHCAMV（healthcare-associated meningitis and ventriculitis：医療関連脳室炎・髄膜炎）は発熱がないことも多く，発熱がないからといってHCAMVは否定できません．第I章でも発熱のない敗血症ほど注意することを勉強したと思いますが，HCAMVでも同様です．無症状のことも多いのですが，有症状の場合に多い症状は頭痛，吐気，精神状態の変化等となります[2]．

　また，手術後5 〜 10日あたりが本症の発症が多いのですが，そういえばこの症例も手術後7日でしたので，好発しやすい時期ですね．診断ですが，髄液中の細胞数や髄液培養検査がHCAMVの診断の助けとなります．

　原因菌はブドウ球菌・アクネ菌・グラム陰性桿菌等であり，治療はこれらの想定される原因菌をカバーしつつ，髄液移行性の良い抗菌薬を選択します（たとえばセフェム系抗菌薬なら，セファゾリンなどの第一世代・セフメタゾール

などの第二世代は髄液移行性が低いため，セフトリアキソンなど第三世代以上の抗菌薬を選択します）．

　また，髄液へ移行させるために抗菌薬の投与量は通常の感染症治療で使用する量よりも多めに設定します．血液から髄液へ抗菌薬が移行するにはバリアである血液脳関門 (blood brain barrier: BBB) を超える必要があるので，用量が多く必要となるのです．

> ちなみに敗血症の原因は呼吸器感染症，尿路感染症などいろいろとありますが，最も予後の悪い敗血症は中枢神経系の感染症によるものです．そのため，中枢神経系の感染症を疑う場合にはとりわけ注意しましょう．

Dr.近藤

あなたの方針

　HCAMV を疑って，すぐに医師に相談して抗菌薬投与が始まりました．幸い敗血症には進展せずに，状態改善しました．もしも治療が遅かったらどうなっていたことか……

> 今回は脳神経外科病棟における敗血症と関連しうるドレーン管理，HCAMVについて勉強しました．中枢神経系の感染症は後遺症を残す可能性もありますし，要注意で日々看護ケアに努めましょう！

Dr.近藤

引用・参考文献

1）小幡賢吾，畑賢俊，井並美智子：脳室・脳槽ドレーン．理学療法ジャーナル，47(7)：627，2013.

Memo

血液内科病棟. 化学療法中で好中球が400/μL しかない患者（発熱と血圧低下）

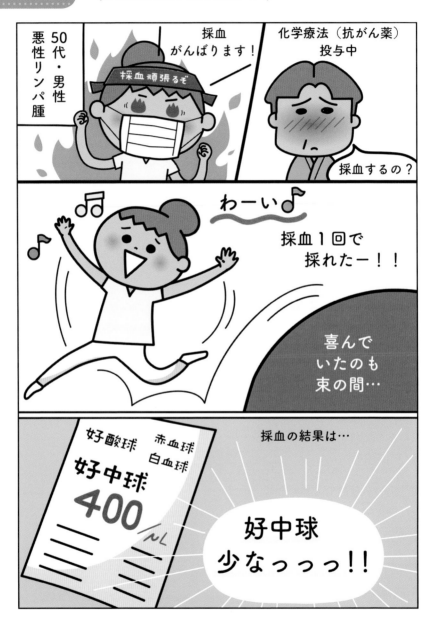

症例

　50代・男性．悪性リンパ腫にて入院中．化学療法（抗がん剤投与）中であった．本日から発熱があり，ちょうど本日予定していた採血を行い，結果を見ると好中球が400/μL（少ない）….

1 バイタルサイン

　担当看護師だったら，敗血症だとか敗血症じゃないとかにかかわらず，この時点で既に誰かに助けを求めたくなりますよね（笑）．とはいえ担当看護師なので，まずはきちんとバイタルサインを計ります．

　すると以下のバイタルサインでした．

バイタルサイン
血圧 72/36mmHg，心拍数 110 回 / 分，呼吸数 26 回 / 分，SpO$_2$ 97%（酸素投与なし），意識レベル GCS E3V5M6，体温 38.2℃．

　いきなりqSOFA3点であり，ショックバイタルです．

　もうあなたは気持ち的には逃げ出したくなりましたが，現実と向き合ってすぐに医師へ報告しました．

　今回の患者の看護ケアや病態を掘り下げて考えて行きましょう．

2 感染対策の視点

　まず看護の視点からは，このようなリスクの高い血液疾患をもつ患者は普段からの感染徴候の観察や感染予防のためのセルフケアを教育・支援をすることが重要です．口腔ケアはもちろん，身体を清潔に保ち，皮膚などを傷つけて菌が侵入しないように保湿を行うなどです．

　また，好中球が減少しているときは通常病原性を示さないような微生物で

も感染を引き起こす可能性があるため，ペットや植物との接触（植物は土に菌がいます）や刺身などのナマモノの摂取なども避けた方が良いでしょう（ナマモノは食べても大丈夫と言う人もいますので，患者の予後や本人の希望とリスクを天秤にかけて方針を決めることになります）.

感染すると，この患者のように急速にショックに陥る可能性があります.

3 発熱性好中球減少症

発熱性好中球減少症は英語で「Febrile Neutropenia」と表記されますが，略してFNとよばれています. 好中球が500/μL未満もしくは1,000/μL未満で48時間以内に500/μL未満に低下すると予想される発熱（腋下体温37.5℃以上）の状態をFNと診断します[1].

この患者は好中球が400/μLで38.2℃の発熱があるので，疑う余地のないFNとなりますね. FNでは原因菌や感染巣が同定できるのは20〜30%程度といわれており，多くの場合が原因菌や感染巣が同定できません. しかしながら肺・腸管・皮膚からの感染が多いとされています.

血液培養2セット，胸部X線撮影，血液・尿検査等を実施しながら，抗菌薬としては抗緑膿菌作用のあるセフェピム，PIPC/TAZ（ゾシン®），セフタジジム，メロペネムなどを投与します. 容易に敗血症へと移行しますので，速やかな対応が求められます. 抗真菌薬は高リスク患者にはすぐに投与しますが，高リスク以外では，抗菌薬を投与しても臨床症状の改善に乏しい場合に投与を考慮します. 培養検査結果やβ-Dグルカンの値などが参考となります.

また，好中球があまりに低い場合，G-CSF製剤を投与して好中球の数を増やす治療法もありますので，医師へ連絡を密にとり，方針を共有しましょう.

患者の治療は，感染の伝播を防ぐために個室管理で行います. 施設の状況によりますが，個室の陽圧管理やHEPAフィルターを用いて，治療をしていきます.

4 FNの重症化リスク

IDSA（Infectious Diseases Society of America：米国感染症学会）ガイドラインにおけるFNの重症化リスクには，①7日以上継続する高度な好中球

減少症（好中球100/μL以下），②嚥下障害や高度な下痢を伴う消化管粘膜障害，③消化器症状（腹痛，嘔吐，下痢），④新たに出現した神経症状・精神症状，⑤血管内留置カテーテル感染症が原因，⑥肺陰影の出現もしくは慢性肺疾患の既往，が挙げられています．

> **あなたの方針**
> 　速やかに医師に報告しました．追加の採血検査結果では臓器障害を認めており，また輸液後も血圧低下が遷延し乳酸値の上昇を認めていたため敗血症性ショックの診断となりました．循環作動薬の投与が必要となり一般床では治療が難しいため，ICUへ移動して治療が開始となりました．

　敗血症をはじめとする重症患者さんでは速やかにICUへ移動して治療することが望まれます．ICUへの移動は1時間遅れるごとに，死亡率が1.5%上がることが知られています[2]．また，ICU入室が必要な敗血症もしくは敗血症性ショックの患者さんは，6時間以内を目安にICU入室すべきと敗血症ガイドラインでは推奨されています[3]．

　しかしながら病院によってはICUがなかったり，またICUがあってもすぐに入室できないこともありますよね．また，重要なことは速やかに敗血症性ショックの治療を開始しておくことですので一般床にいる間にも速やかに治療を開始しておきましょう．

　あなたの受け持ち患者の生死は，あなたの対応にかかっているといっても過言ではないのです．

引用・参考文献

1）日本臨床腫瘍学会編：発熱性好中球減少症（FN）診療ガイドライン．南江堂，2012．

2）Cardoso LT, et al：Impact of delayed admission to intensive care units on mortality of critically ill patients: a cohort study. Crit Care.15(1):R28, 2011.

3）Evans L, et al：Surviving Sepsis Campaign: International Guidelines for Management of Sepsis and Septic Shock 2021. Crit Care Med.49(11):e1063-e1143, 2021.

10

病棟別対応

糖尿病内科病棟で，高血糖と意識レベル低下．採血検査でアシドーシス

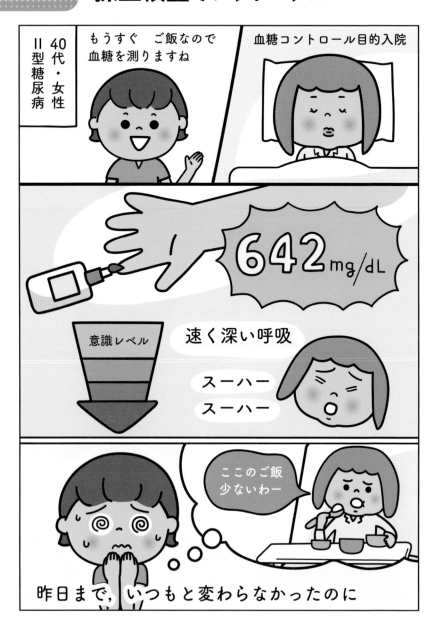

164

> **症例**
>
> 　40代・女性．Ⅱ型糖尿病の血糖コントロール目的で入院．本日急に血糖が642mg/dLに上昇し，意識レベルの低下と速く深い呼吸様式を認めたました．昨日まではいつもと様子が変わらなかったのに…．

　糖尿病内科病棟だと，この病歴を聞くと，糖尿病性ケトアシドーシス(diabetic ketoacidosis：DKA)がピンときますよね．速く深い呼吸様式は別名クスマウル呼吸(Kussmaul呼吸)ともよばれ，DKAに特徴的な呼吸様式とされています．またにおいも特徴的とされており，果物が腐ったようなにおいをしており，ケトン臭とよばれています．

　ここではもう一度DKAを正しく理解して，敗血症とDKAの関係についても考えていきましょう．

1 DKAではどうして，口から匂いがするの?

　口からのにおいはケトン体によるものです．ケトン体はアセト酢酸・βヒドロキシ酪酸・アセトンの3つがありますが，このうちアセトンがにおいの原因となり，アセトン臭ともよばれています．アセトンはマニキュアを落とす除光液にも含まれるので，マニキュアの除光液のようなにおいがするとされています．

> 僕はマニキュアの除光液のにおいを嗅いだことがないので，ちょっとわからないのですが……．

Dr.近藤

2 敗血症とDKA

　DKAはインスリンの欠乏もしくはインスリン抵抗性により糖をエネルギー源として利用することができず，脂肪などをエネルギー源として使用した結果，脂肪の代謝産物であるケトン体が蓄積してしまいアシドーシスへと進展してしまう病態です．

❶ 原因

　DKAに遭遇した場合には，その原因を必ず考えないといけません．原因はインスリンの打ち忘れ，新たな糖尿病の発症，膵炎，新血管イベントなど多岐にわたりますが，一番多い原因は感染症です．

　感染症が原因のDKAは，容易に敗血症や敗血症性ショックへと進展します．そのためDKAを疑った場合には，DKAの原因が感染症である可能性を常に疑い，血液培養検査や速やかな抗菌薬投与を念頭におきながら診療をすすめていきます．

3 バイタルサイン

バイタルサイン
血圧 122/56mmHg，心拍数 102 回 / 分，呼吸数 32 回 / 分，
SpO$_2$ 97%（酸素投与なし），意識レベル GCS E3V5M6，体温
37.7℃.

　qSOFAスコアは2点となり，呼吸回数の著明な増加がとても気になりますね．血液ガス検査を実施したところ，pH 7.12，PCO$_2$ 28mmHg，PO$_2$ 97mmHg，HCO$_3^-$ 9.8 という状態であり，代謝性アシドーシスと呼吸性アルカローシスの所見を認めていました．

　また，採血検査では感染を疑う炎症所見上昇と臓器障害を認めたため，DKAと敗血症の合併状態と判断しました．

4 血糖の下がりすぎに要注意

　DKAの治療のために生理食塩水などによる大量輸液やインスリン注射を行いますが，看護師にはこまめな血糖チェックの指示が出ると思います．その際には高血糖の持続ももちろん気になりますが，血糖が下がり改善したからといって安心してはいけません．血糖は急激に下がりすぎると，脳浮腫を引き起こすからです．とくに小児は脳浮腫を引き起こしやすいとされています．脳浮腫を引き起こすと致死的となりますので，血糖降下速度はおおよそ100 mg/dL/時 以内になるように調整します．また重炭酸ナトリウムの投与も細胞内アシドーシスにより脳浮腫をきたす可能性があるため，pH7くらいの重度のアシドーシスとなるまでは投与しない方よいでしょう[1]．

　なお血糖が250～300 mg/dLくらいまで低下した後は，ブドウ糖入りの輸液に変更します．高血糖だったのにブドウ糖を入れるというのは変な感じがしますが，糖が十分でないのにインスリンだけを使用すると低血糖のリスクがあります．

　また，最初に脂肪をエネルギー源としてDKAを発症すると述べましたが，インスリンだけを注射して糖が十分でないと，また脂肪分解によるケトーシスへと陥る可能性があるためです．機序を考えるとなかなか難しいですが，どうして輸液に糖を混ぜるのかなんとなく理解してもらえればと思います．

　また，インスリンを投与すると血液中のカリウムが細胞内へ取り込まれて，低K血症となるので，カリウム値にあわせて適宜カリウムの補充が必要となります．

あなたの方針

　医師へ相談して，**DKA** の治療を行うと同時に，血液培養を**2** セット採取し抗菌薬を投与しました．患者さんは元気になりましたが，血液培養からは大腸菌が検出され，どうやら尿路感染症も合併していたようです．抗菌薬を投与して良かったなとホッとしました．

5 再発予防

　あとは再発予防も大事ですよね．インスリンを使用している糖尿病患者は自己判断で急にインスリンを中止しないように，指導する必要があります．また，糖尿病患者が脱水や感染症にかかってもDKAを発症しやすいので，普段の規則正しい生活や衛生的な環境を保つことも重要な予防となります．心がけておきましょう．

> さて今回は糖尿病内科病棟のケースでしたが，どうでしたでしょうか？
> このような患者さんは実際の病棟や外来で，目にすることがありますので，しっかりと理解しておきましょう！

Dr.近藤

引用・参考文献

1) 長澤薫, 森保道：糖尿病性ケトアシドーシス・高浸透圧性昏睡. medicina, 47(12)：1914-1917, 2010.

《第3章》
事例で学ぶ 敗血症
～症状別～

　第1章では敗血症のポイント，第2章では病棟別の事例を勉強しましたが，第3章ではより症状に着目して，勉強していきたいと思います.

　敗血症は原因疾患が多岐にわたるため，患者さんごとに症状が大きく異なります.

　思いがけない症状が，実は敗血症のサインだったということもあります.

　ベッドサイドに一番身近にいるみなさんだからこそ，気づけることがあるのです.

　それでは早速ですが，一緒に勉強していきましょう.

敗血症を疑う基準

第1章でqSOFAスコアは単一で使用するよりも他のスコアと併用したほうが良く，NEWSスコア（national early warning score）を紹介しました.

NEWSスコアは5点以上で敗血症の可能性があります（**表1**）.

また，表の両端が赤くなっていて3点と表示されていると思いますが，赤の3点が1項目でも当てはまると同じく敗血症で命にかかわる可能性があります.

せっかくなので，qSOFAスコア（**表2**）とNEWSスコアの両方を第3章では使用して，敗血症を見つけていきましょう.

表1 NEWSスコア

項目／得点	3	2	1	0	1	2	3
呼吸数 （回/分）	≦8		9～11	12～20		21～24	≧25
SpO$_2$（%）	≦91	92～93	94～95	≧96			
酸素投与		あり		なし			
体温（℃）	≦35.0		35.1～36.0	36.1～38.0	38.1～39.0	≧39.1	
sBP	≦90	91～100	101～110	111～219			≧220
心拍数	≦40		41～5	51～90	91～110	111～130	≧131
意識レベル				覚醒			・声かけに反応 ・痛みに反応 ・無反応

上記5点以上で敗血症の可能性が高くなる.
文献1）より引用

170

表2　qSOFAスコア基準

項目	点数
収縮期血圧100 mmHg未満	1
呼吸数22回/分以上	1
意識レベルの変化GCS <15	1

上記2点以上で「敗血症」を疑う

思いがけない症状が敗血症のサイン．ということも！看護師のみなさんだからこそ，気づけるんです!!

Dr.近藤

引用・参考文献

1) Oduncu AF, Kıyan GS, Yalçınlı S : Comparison of qSOFA, SIRS, and NEWS scoring systems for diagnosis, mortality, and morbidity of sepsis in emergency department. Am J Emerg Med, 48: 54-59, 2021.

排尿時痛，尿混濁，発熱，腎盂腎炎からの敗血症

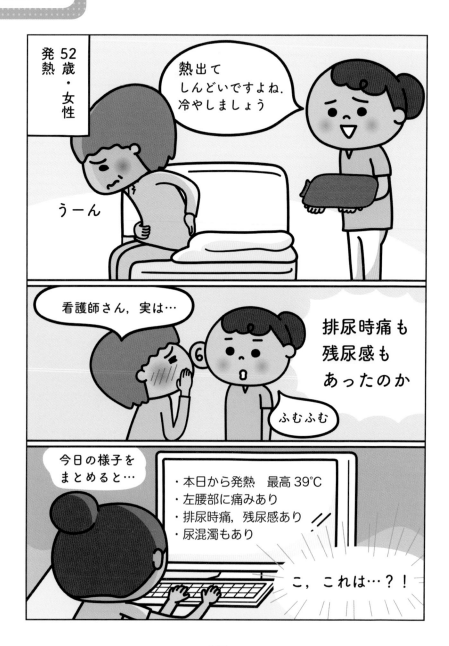

> ### 症例
>
> 52歳・女性．本日からの発熱（最高で39℃）．左腰部の痛みと排尿時の痛み，尿混濁，残尿感を訴えています……．
> 【バイタルサインと身体所見】
> 血圧132/64mmHg，心拍数109回/分，呼吸数22回/分，SpO$_2$ 97％（酸素投与なし），意識レベルGCS E4V5M6，体温39.2℃．
> qSOFAスコア：1点（呼吸数のみで1点）
> NEWSスコア：5点（呼吸数2点，心拍数1点，体温2点）

　qSOFAスコアでは2点に達していないため敗血症かどうか微妙ですが，一方で，NEWSスコアは5点であり敗血症の可能性があります．スコアリングの点数だけでは敗血症かどうか微妙なところなので，慎重に観察する必要がありそうです．

　実際，臨床現場では，誰がどうみても敗血症とか，パッと見て明らかに大丈夫な患者では方針に迷うことが少ないのですが，このような敗血症かどうか微妙な患者が一番悩ましいのです．

　この患者では簡易スコアのみでは敗血症かどうかの判断が難しく，採血を行って，臓器障害の有無を確かめて敗血症を判断することになります．

1　症状からどのように敗血症を考える？

　この患者では，排尿時痛や残尿感など尿路感染症を疑う症状が出ています．また，左腰部の痛みは腎盂の炎症による腎盂腎炎を示唆しています．

考えられる疾患：腎盂腎炎

　鑑別疾患：気腫性腎盂腎炎，閉塞性腎盂腎炎，腎膿瘍，膀胱炎，尿道炎，過活動膀胱，（＋男性なら前立腺炎，前立腺膿瘍）等

2　鑑別疾患の考え方

　第1章で尿路感染症は「隠れ敗血症」となりやすいと述べましたが，本事例の患者ではいろいろな症状がありますね．考えられる疾患・鑑別疾患として

上記が考えられ，血液・尿検査や血液・尿培養検査，腹部CT検査などを施行していくことになります．

　一般的に腎盂腎炎は尿中の細菌は血液中に入りやすく，血液培養が陽性となることが多いことが知られています．第I章でも言及しましたが，腎杯において粘膜下から細菌が静脈に移行しやすい解剖学的特徴が考えられています．とくに後述する閉塞性腎盂腎炎においては，閉塞による圧力の上昇により，ことさら静脈へ細菌が移行しやすくなります．

　膀胱炎では排尿時痛や残尿感などの症状はありますが，基本的に熱は出ません．というのも膀胱は管腔臓器（中が空となっている臓器）だからです．

　一方で，腎盂腎炎の方は症状としては膀胱炎に似ているものの，熱が出て，膀胱炎よりもより重症となる点が異なります．

　また，腎盂腎炎は，大きく2つに分けることができます（**表I**）．単純性と複雑性になりますが，複雑性の場合には敗血症へより進展しやすいので注意が必要です．複雑性のなかで，尿路に閉塞機転がある閉塞性腎盂腎炎について考えてみましょう．

表1　単純性腎盂腎炎と複雑性腎盂腎炎

型	単純性	複雑性
尿路系基礎疾患	なし	あり（尿路奇形，神経因性膀胱，尿路結石，前立腺肥大症，尿路悪性腫瘍，尿道カテーテル留置）
好発年齢・性別	若い女性	高齢者 男性は基本的に複雑性に分類
原因菌	大腸菌が多い	多剤耐性菌なども原因菌となり，多岐にわたる
治療	抗菌薬	抗菌薬と尿路系基礎疾患の治療
敗血症へ進展	少ない	多い

❶ 閉塞性腎盂腎炎

　尿路に閉塞のある腎盂腎炎であり，腎盂腎炎のなかでもとりわけ敗血症へ移行しやすく重篤化するので，注意が必要な疾患です．

　治療は抗菌薬に加えて閉塞の解除が重要になります．通常，閉塞の解除には尿管ステント（DJステント）を経尿道的に留置しますが，尿管ステント留置時に必要な砕石位が取れない，もしくは留置が難しい場合には，腎瘻造設をし，尿を排出させる治療を行います．

❷ 気腫性腎盂腎炎

　この患者の鑑別疾患として記載した気腫性腎盂腎炎はCT検査にて，腎盂内に細菌により産生されたガス像を認める疾患です．糖尿病を合併している患者に多く，原因菌は大腸菌（69％）やクレブシエラ菌（29％）が挙げられます[1]．

　また，気腫性腎盂腎炎には閉塞機転を22％程度合併していますので[1]，先述した閉塞性腎盂腎炎も合併していることがあり，気腫と閉塞のダブルパンチでより重篤となります．

看護ケアのポイント

・まず観察ですが，腎盂腎炎による敗血症を考えた場合にはバイタルサインはもちろんですが，尿量と尿の性状なども細かく観察しておく必要があります．とくに尿量が少ない，尿が混濁している，などは重要なサインとなります．

・尿管ステントや腎瘻を留置した場合も同様で，ステントが閉塞する可能性もありますので，尿量をきちんと見ておく必要があります．

・また，腎瘻造設後では，刺入部の出血の有無も要注意です．敗血症になると凝固系の異常により，出血しやすくなるからです．あわせて腎瘻は抜けやすいため，固定位置なども毎回チェックしましょう．

第3章からqSOFAスコアとNEWSスコアの2つのスコアリングツールを使用しましたが，やはり2つで評価するとより敗血症かどうかわかりやすくなりますね．また，排尿時の痛み，尿混濁，残尿感など尿路系の症状から，他の疾患を鑑別して，腎盂腎炎からの敗血症を考えてみました．急激に敗血症となる腎盂腎炎からの敗血症をよく理解しておきましょう．

Dr.近藤

引用・参考文献

1）Huang JJ, Tseng CC：Emphysematous pyelonephritis: clinicoradiological classification, management, prognosis, and pathogenesis. Arch Intern Med, 160(6): 797-805, 2000.

2

症状別対応

咳嗽，喀痰増加，熱はないけど
～肺炎による敗血症

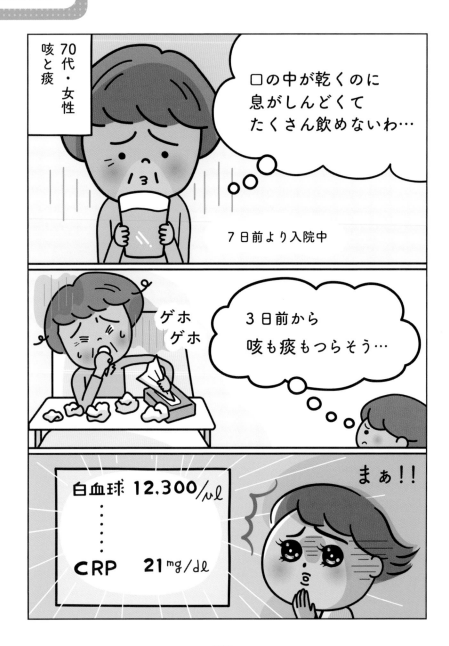

> **症例** ◀
>
> 　70代・女性. 7日前から入院中. 咳嗽と喀痰増加が3日前より出ていました. 熱はないものの, 本日になり息苦しさと口腔内乾燥の訴えあります. 採血では, 白血球12,300 / μL, CRP 21 mg/dLと炎症所見は高値……
>
> 【バイタルサインと身体所見】
>
> 　血圧112/50mmHg, 心拍数102回/分, 呼吸数24回/分, SpO_2 94%（酸素投与なし. 酸素1L投与開始し96%）, 意識レベルGCS E4V5M6, 体温36.9℃.
>
> 　qSOFAスコア：1点（呼吸数のみで1点）
>
> 　NEWSスコア：5点（呼吸数2点, 酸素投与あり2点, 心拍数1点）

　この患者もqSOFAスコアは1点でNEWSスコアは5点であり, スコアリングだけでは敗血症かどうか微妙ですね. ただ敗血症の可能性を念頭において, 行動しましょう.

　ということで敗血症診断のために採血をした結果では, 新たな臓器障害を認めていたため敗血症の診断となりました.

1 症状からどのように敗血症を考えるか

　咳嗽と喀痰が先行して, その後, 筋肉痛と息苦しさが出ていますので, 呼吸器系の感染がありそうと考えられます. ただ発熱がないのが不思議に思うかもしれませんが, 第1章でも勉強しましたが, 発熱のない敗血症ほど要注意でしたよね. とくに高齢者の肺炎では発熱を認めないことがあります.

考えられる疾患：院内肺炎による敗血症

鑑別疾患：市中肺炎, 上気道炎, 肺結核, 肺膿瘍, 膿胸など

　敗血症と診断して, 敗血症の迅速な治療を行いながら, 鑑別疾患などを考えていく必要があります. この患者は胸部CT検査を行って, 肺炎像を認めました.

❶市中肺炎と院内肺炎

　同じ肺炎という名称でも市中肺炎と院内肺炎では，治療法や予後など，両者は異なる部分が多くあります．そして入院直後の肺炎はその原因菌は入院する前からあった可能性がありますので，院内肺炎は入院後48時間以上経過して出現した肺炎を指します．この患者は入院して7日が経過しているので，院内肺炎ですね．

　重症度の評価方法ですが，市中肺炎はA-DROPという指標で重症度評価を行い入院の是非等を判断します（**図1**）[1]．

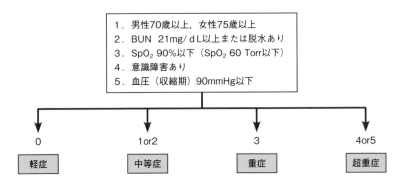

図1　A-DROPによる市中肺炎の重症度評価
文献1）より引用

　一方，院内肺炎ではI-ROADという指標で重症度判定を行います（**図2**）[1]．A-DROPは年齢（age），脱水の有無（dehydration），呼吸状態（respiration），意識（orientation），血圧（blood pressure）の頭文字を取ったもので，I-ROADも免疫抑制状態（immunodeficiency），呼吸（respiration），意識（orientation），年齢（age），脱水（dehydration）となります．

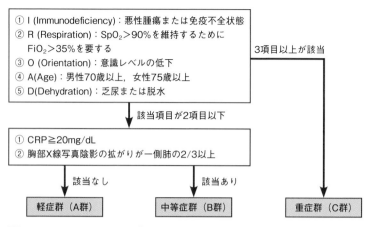

① I (Immunodeficiency)：悪性腫瘍または免疫不全状態
② R (Respiration)：$SpO_2>90\%$を維持するために$FiO_2>35\%$を要する
③ O (Orientation)：意識レベルの低下
④ A(Age)：男性70歳以上，女性75歳以上
⑤ D(Dehydration)：乏尿または脱水

3項目以上が該当

該当項目が2項目以下

① $CRP \geqq 20mg/dL$
② 胸部X線写真陰影の拡がりが一側肺の2/3以上

該当なし　　　　該当あり

軽症群（A群）　　中等症群（B群）　　重症群（C群）

図2　I-ROADによる院内肺炎の重症度評価

文献1）より引用

　こうして見ると，スコアリングの名前は違いますが，多くの評価項目は共通していますね．ただし，市中肺炎では血圧に注目していて，院内肺炎ではがんや免疫不全の有無を重視していることがわかります．

❷ 医療・介護関連肺炎

　ただし，市中肺炎のなかでも**表1**を満たすものは医療・介護関連肺炎（nursing and healthcare-associated pneumonia：NHCAP）とされ，院内肺炎と同等のものとして扱います．日本におけるNHCAPのリスクファクターとして，男性，悪性腫瘍，身体機能低下，低体温，頻脈，頻呼吸，血清低アルブミン値，血清高BUN値が予後と関連すると報告されています[2]．

表1　医療・介護関連肺炎のリスクファクター

①長期療養型病床群もしくは介護施設・精神科病棟などに入所している
②病院を退院して90日以内
③介護度（performance status: PS）3以上の高齢者・身体障害者
④通院していて，継続的に透析，抗菌薬投与，抗がん薬，免疫抑制薬などの治療を受けている

①〜④のうち1つでも満たす場合には医療・介護関連肺炎として扱う

A-DROPにて軽症であれば外来通院による治療，中等症から一部の重症は一般病棟，一部の重症から超重症はICUで治療することが望ましいとされています．一方で，入院患者のI-ROADによる評価ですが，軽症で耐性菌のリスクが低ければ狭域の抗菌薬で治療，中等症であれば広域抗菌薬で治療，重症であれば広域抗菌薬で多剤併用の考慮，などの方針となります．

　今回は院内肺炎でI-ROADでは中等症に分類されますね．そのため緑膿菌や耐性菌の存在も考えて抗菌薬を選択することになります．

❸ 肺炎球菌性肺炎

　一方，市中肺炎で最も多い肺炎は，「肺炎球菌性肺炎」となります．肺炎球菌性肺炎は高齢者にとっては致死的となり得ます．診断には喀痰培養や尿検査にて肺炎球菌抗原検査で診断しますが，尿中の肺炎球菌抗原は肺炎が治った後も2～3か月は陽性となります．

　その他の市中肺炎の原因菌としては，インフルエンザ菌や非定型菌（マイコプラズマ肺炎，クラミジア肺炎）などがあります．

> **看護ケアのポイント**
> ・パルスオキシメーターによる SpO_2 のチェックと意識障害の有無を注意して観察しましょう．
> ・意識障害が進行した場合には換気不全による $PaCO_2$ の増加なども念頭におきます．
> ・また医師に相談して，適宜酸素投与の指示ももらって低酸素血症にならないように注意しましょう．

引用・参考文献
1）比嘉 太：市中肺炎，院内肺炎，医療・介護関連肺炎．medicina，54（1）：16-19，2017．
2）Yamagata A, Ito A, Nakanishi Y, Ishida T：Prognostic factors in nursing and healthcare-associated pneumonia. J Infect Chemother, 26(6):563-569, 2020.

Memo

右膝関節の痛み，発熱から右膝化膿性関節炎による敗血症

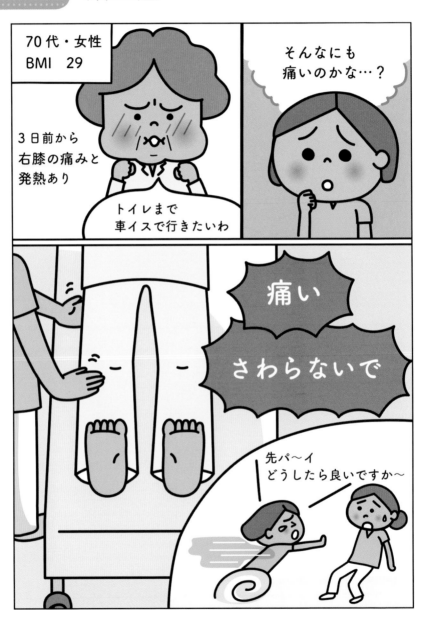

> ### 症例
>
> 　70代・女性．BMI（body mass index）29とやや肥満傾向．3日前か
> らの右膝の痛みと発熱．右膝は熱感があり他動的に動かすと痛みがあり，
> 歩行も困難です……．
>
> 【バイタルサインと身体所見】
> 　血圧129/66mmHg，心拍数112回/分，呼吸数22回/分，SpO$_2$ 98%
> （酸素投与なし），意識レベルGCS E3V5M6，体温38.4℃．
> 　qSOFAスコア：2点（呼吸数で1点，意識レベルで1点）
> 　NEWSスコア：8点（呼吸数2点，心拍数2点，体温1点，意識レベル
> 3点）．

　この患者もqSOFAスコアが2点であり，NEWSスコアも8点であること
から，「敗血症」の可能性が高そうですね．

1 症状からどのように敗血症を考える？

　右膝に限局した痛みと同部位に熱感を認めるため，関節炎が疑われます．
関節炎の原因はいろいろとありますが，細菌が関節内に侵入すると，化膿性
関節炎を引き起こします．化膿性関節炎は敗血症へ移行しやすい疾患です．
　一方で，変形性関節炎や偽痛風，関節リウマチなどは感染症が原因ではな
いために，敗血症へは移行しません．敗血症へと進展しているこの患者では
化膿性関節炎が最も疑われます．淋菌性関節炎は性感染症の1つとして若年
に多く見られ，この患者の背景からは違いそうです．

> **考えられる疾患：右膝化膿性関節炎（非淋菌性）による敗血症**

鑑別疾患：変形性関節炎，偽痛風，関節リウマチ，淋菌性関節炎等

　ひとまず右膝の関節穿刺をしたところ，関節液に著明な白血球の増加を認めました．さらに関節液の培養から黄色ブドウ球菌が検出されたため，右膝化膿性関節炎の診断となりました．

　また，採血検査では多臓器障害も認めていたため敗血症の診断となり，すぐに敗血症治療を開始することになりました．

❶ 化膿性関節炎とは？

　化膿性関節炎による敗血症の死亡率は，11.5％とされています．さらに，化膿性関節炎は関節の軟骨等を破壊するため歩行ができない状態となる可能性があります．そのため，治療の遅れや診断を見逃してはいけない疾患の1つとなっています．

　診断は関節液内の白血球の著明な増加，好中球の増加，糖の減少，LDHの上昇や関節液の培養検査で菌を同定することで行います．また，血液培養はこの病気の50％程度で陽性となるとされていますので，通常の敗血症と同様に，抗菌薬投与前に必ず血液培養を行いましょう．

　化膿性関節炎は通常1つの関節だけに起こることが多いのですが，時折，複数の関節にも化膿性関節炎を発症することがあります．複数の関節で認める場合には全身性に菌がばらまかれていることが多く，感染性心内膜炎の可能性なども検索します．

　原因菌として，黄色ブドウ球菌（約55％）と連鎖球菌（約18％）が多くを占めます[1]．治療は関節液のドレナージとこれらの菌をカバーした抗菌薬投与を行います．なかなか治りにくい疾患で，抗菌薬の投与期間はおおむね4〜6週間程度投与します．

❷ 淋菌性関節炎

ちなみに淋菌性関節炎は性感染症の1つで，性活動の盛んな若年の男女に多く発生します．淋菌(*Neisseria gonorrhoea*)とよばれる細菌が性行為等でうつることで発症するのです．この淋菌性関節炎では1つの関節炎を発症してその関節が治ったと思ったら，他の関節に炎症が出てくる"移動性関節炎"とよばれる症状を引き起こすことが特徴です．

また，本疾患が疑われた場合には，クラミジアなどの他の性感染症の合併がないかも検査します．再発が多い疾患ですので，症状が良くなったからといって，油断は禁物です．

❸ 偽痛風

偽痛風も関節炎を起こすことが多いです．膝関節の偽痛風は多く，関節液にてピロリン酸カルシウム結晶が確認できれば偽痛風と診断します．偽痛風では関節液から細菌は検出されません．治療はNSAIDsによる痛み止めやステロイドなどです．

前述しましたが，偽痛風は基本的に感染が原因ではないので，偽痛風から敗血症には進展しません．

看護ケアのポイント
- 初期の段階で化膿性関節炎の症状を見つけられると敗血症への進展を食い止められる可能性があります．
- また右膝関節に負担がかからないように膝の下に枕などを入れておくケアも大事です．
- さらに早期治療が歩行などの社会復帰への近道となりますので，この病気を疑った場合には早めに医師へ報告しましょう．

引用・参考文献

1）森川暢：感染症関連：忘れた頃にやってくる「化膿性関節炎」Evernoteで"第2の脳"を手に入れる！．総合診療，26（10）：816-821，2016．

目が黄色? 意識も悪い.
閉塞性胆管炎による敗血症

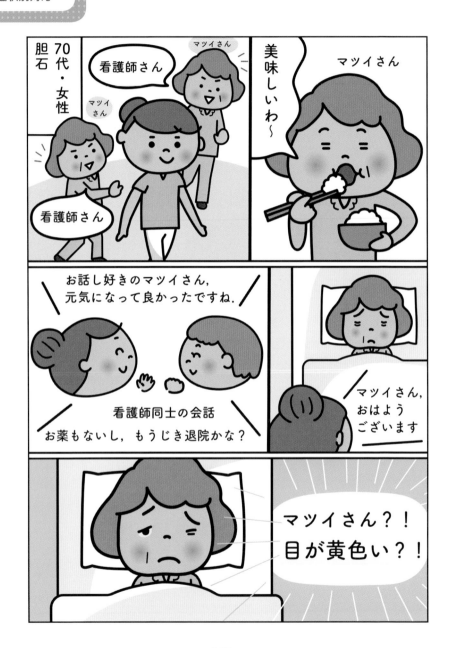

> **症例** ◀
>
> 　70代・女性．胆石で入院．昨日までは普段通り一人でご飯も食べて
> いましたが，本日の朝から眼球結膜が黄色となって意識障害が出現しま
> した．胆石以外にはとくに病気はなく，内服薬は何も飲んでいません…．
> 【バイタルサインと身体所見】
> 　血圧79/45mmHg，心拍数119回/分，呼吸数26回/分，SpO$_2$ 97%（酸
> 素投与なし），意識レベルGCS E3V4M4，体温39.2℃.
> 　qSOFAスコア：3点（全項目陽性）
> 　NEWSスコア：10点（呼吸数3点，血圧3点，体温2点，心拍数2点）

　qSOFAスコアは満点，NEWSスコアは10点かつレッドフラッグ（3点の項目）が2項目もありますから，採血検査をするまでもなく敗血症はほぼ確実と考えられます．

　バイタルサインもショックバイタルを示しています．

1 症状からどのように敗血症を考える？

　目が黄色になっているのは，医学用語では“眼球結膜が黄染している”とか言いますが（堅苦しい表現ですよね），簡単に言えば“黄疸”を意味しています（最初から簡単に言えよ，という感じですよね）．

　入院中に出現しているのでアルコール性肝障害や肝硬変などは考えにくそうです．また薬も飲んでいないので薬剤性肝障害ではないと考えられます．

　注意すべきは敗血症そのものでも黄疸をきたすことがありますが，今回は胆石で入院していたので，胆石による閉塞性胆管炎の可能性がありますね．

考えられる疾患：閉塞性胆管炎による敗血症

　鑑別疾患：急性肝炎，アルコール性肝障害，肝硬変，薬剤性肝障害，急性肝不全，敗血症等

　閉塞性胆管炎は第2章で勉強しましたが，今回は黄疸などの症状についてもう少し勉強してみましょう．

❶ そもそも黄疸とは？

　閉塞性胆管炎では黄疸となりますが，そもそも黄疸のことをあまり深く勉強しないかと思います．黄疸はいわゆる白目が黄色になることですが，血清総ビリルビン値(T.Bil)が上昇すると出現する症状です．黄疸の有無を見分けるには眼球結膜が最もわかりやすいですが，その他には舌下の粘膜や皮膚でも判別することができます．

　また，黄疸というと黄色を意味していますが，緑色寄りの黄色とオレンジ色寄りの黄色の2つのタイプの黄疸に判別することもできます．

　緑色寄りの黄疸は直接ビリルビン(抱合型)有意の黄疸であり，直接ビリルビンが高いとビリベルジンとよばれる物質が増えるために緑色寄りとなります．一方で，間接ビリルビン(非抱合型)はフラビンとよばれる物質が増えるため，オレンジ色よりの黄疸となるのです．血清総ビリルビン値が3mg/dL程度以上にならないと黄疸を見つけることは難しく，4mg/dL程度以上ではほとんどの人が認識できるくらいの黄疸を呈するとされています．

　そして黄疸は大きく3つに分けられます．1つ目が今回の閉塞性黄疸，2つ目が肝細胞の障害による肝細胞性黄疸，そして3つめが溶血による黄疸です．

　まず閉塞性黄疸は第2章でもお話したとおり，胆管の閉塞を引き起こす結石や腫瘍などが原因となります．肝細胞性黄疸は肝硬変や急性肝炎などの患者さんで認めます．

　溶血性黄疸は血液疾患やECMO管理中の患者で時々経験しますね．これら3種類の黄疸の原因の主な見分け方を参考程度に紹介しておきます(**表1**)．ちなみに尿中ビリルビンは健常人では陽性となることはなく，陽性となれば異常所見です．

　逆に尿中ウロビリノーゲンは健常人で陽性となっており，陰性の場合に異常となります．そのため尿中ウロビリノーゲンが陰性の場合には，閉塞性黄疸などを考える必要があります．なお溶血性黄疸の場合に増えるのは非直接型ビリルビンなので，尿中ビリルビンは陰性のままになります(直接型ビリルビンが増加した場合のみ，尿中ビリルビンが陽性となります)．

表1　黄疸の原因とそれらの見分け方

	閉塞性黄疸	肝細胞性黄疸	溶血性黄疸
血中ビリルビン	直接ビリルビン優位	直接ビリルビン優位	間接ビリルビン優位
胆道系酵素	上昇	正常もしくは軽度上昇	正常
AST，ALT	軽度上昇	上昇	ASTのみ上昇
尿中ビリルビン	陽性	陽性	陰性
尿中ウロビリノーゲン	陰性	陽性	陽性

ミカンと皮膚の色

　ちなみに余談ですが，よくミカンをたくさん食べて手などの皮膚が黄色になるという人がいますよね（僕自身も子どものときにミカンを食べ過ぎて，よく近所のお医者さんに言われていました）.

　これも黄疸と同じものなのでしょうか？　実は，ミカンの食べ過ぎによって皮膚が黄色になるのは，βカロテンという物質が蓄積されて皮膚が黄色になります．なので，そもそもビリルビンとは関係がないので，黄疸ではありません．またビリルビンとビリルビンの代謝物質は眼球の白目と親和性が高いため，眼球結膜が黄染するのですが，βカロテンの場合には眼球には結合しませんので，白目が黄色となることはありません．なので，別の物質・病態ということになります．

---

❷ 閉塞性黄疸はどのような症状を起こすのか？

① 出血傾向

　閉塞性黄疸では脂肪の吸収障害が起こるため，脂溶性ビタミンであるビタミンKの吸収が阻害されビタミンK欠乏状態となります．ビタミンKは薬剤のケイツー®Nと同じ物質なので，欠乏するとPT延長などの凝固障害が出ますよね．さらに閉塞性胆管炎による感染が凝固障害を助長させて，出血傾向となるのです．

　なおENBDチューブなどで体外にドレナージしているときも，ビリルビンは腸管に流れないので脂肪性ビタミンの吸収ができずに，やはりPTなどの延長により出血傾向となってしまいます．ドレナージ期間が長くなる際には，ケイツー®Nなどの投与で予防できます．

②十二指腸潰瘍

　胆汁は胃酸の中和なども行っています．そのため胆汁が腸管に出なくなると，胃酸が腸管で中和されなくなり，酸の影響により潰瘍を形成しやすくなります．

③下痢

　胆汁がなくなることにより腸管内の細菌叢が変化したり，また脂肪が吸収されずに脂肪性下痢（脂っこいものをたくさん食べると下痢します．飲み会の〆のラーメンとかを食べると下痢する人がいるのは，脂肪によるものです）になります．

2　Reynolds 5徴

　第2章で勉強したCharcot3徴に「血圧低下」と「意識障害」が加わると，「Reynolds 5徴」とよばれます[1]．

　医師にとってはとても有名な言葉なのですが，ただよく考えると血圧低下も意識障害もqSOFAスコアの3項目のうちの2項目そのものです．つまり，Charcot3徴を呈した患者が敗血症になったそのものが，Reynolds 5徴なのです．

看護ケアのポイント

・黄疸の有無は観察により気がつくことができます．さらに閉塞性胆管炎かなと思ったときは時間との勝負で，すぐにショック状態に陥りますので迅速な対応が必要となります．

・また，ドレナージが終わった後のドレナージチューブの管理ですが，一般に胆管のドレーンは細く閉塞しやすいので，閉塞予防目的で連日生理食塩水にてチューブ内の洗浄が必要となります．

・なお，閉塞性胆管炎の急性期では食事は取れませんので，誤って食事を出さないように注意しましょう．

引用・参考文献

1)Basoli A, Schietroma M, De Santis A, et al: Acute cholangitis: diagnostic and therapeutic problems. Ital J Surg Sci,16(4):261-267, 1986.

喉の痛みがずっと続いている.
扁桃周囲膿瘍による敗血症

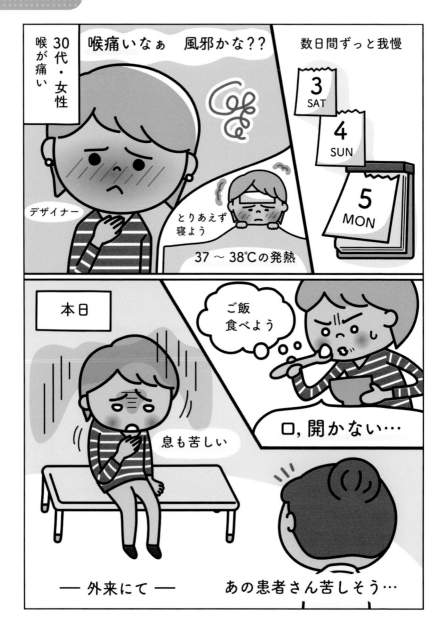

> **症例**
>
> 　30代・女性．咳はないが喉の痛みがあり数日間ずっと我慢（その間は37〜38℃程度の発熱）．本日，ご飯を食べようとしても口が開かなくなってきました．次第に息苦しさも出てきている……．
>
> **【バイタルサインと身体所見】**
> 　血圧112/51mmHg，心拍数112回/分，呼吸数21回/分，SpO_2 96%（酸素投与なし），意識レベルGCS E4V5M6，体温39.2℃.
> 　qSOFAスコア：0点（該当なし）
> 　NEWSスコア：6点（呼吸数2点，心拍数2点，体温2点）

　qSOFAスコアは0点で，敗血症ではないかなと最初思ったのですが……．あれっ？　NEWSスコアは6点もありますね．判断に悩ましいですが，qSOFAスコアだけだと，完全に敗血症ではないと思ってしまいそうです．

　採血をすると，白血球12,600/μL，CRP 11.9 mg/Lでした．

1　症状からどのように敗血症を考える?

　第1章でも述べたように，qSOFAスコアだけだと敗血症を見逃すことがあります．NEWSスコアでは6点ありますし，古い敗血症の定義で用いられていたSIRSスコアに必要な4項目でも，心拍数・呼吸回数・体温・白血球数ですべて陽性となります．複数のスコアから敗血症診断を行うことの重要性がわかりますね．

　本症例では開口障害と息苦しさがあることが臨床的に重要で，緊急性の高い症状となります．伝染性単核球症や上顎洞炎では息苦しさが出ることは通常なく，緊急性の高い疾患として扁桃周囲膿瘍や喉頭蓋炎が挙げられ，敗血症となることが多いのは扁桃周囲膿瘍となります（急性喉頭蓋炎も緊急性が高いですが，敗血症のような全身症状よりも，上気道狭窄などの局所の所見が問題となります）．実際には喉頭ファイバーや造影CTで確定診断を行います．

> ## 考えられる疾患： 扁桃周囲膿瘍による敗血症

鑑別疾患： 扁桃炎，伝染性単核球症，急性喉頭蓋炎，上顎洞炎，頸部リンパ節炎等

扁桃周囲膿瘍だけでなく膿瘍全般に言えることですが，外見上で見えない膿瘍による敗血症は特徴的な症状に乏しく，判断することが難しいです．それにもかかわらずドレナージなどの外科的処置が必要になることも少なくなく，敗血症の原因として念頭においておく必要がある病態となります．

❶ 扁桃周囲膿瘍とは？

症状

最初は扁桃炎からはじまりますが，炎症の波及が扁桃の被膜を超えて周囲組織に波及し，膿瘍を作る疾患です．

扁桃炎のみの場合では比較的全身状態も良いのですが，扁桃周囲膿瘍となると強い嚥下痛や咽頭痛により，食事摂取困難となります．また咀嚼筋まで炎症が波及して，嚥下障害をきたします．さらに炎症はいろいろな所に波及することがあります．すぐ近くに走行している内経静脈に炎症が波及すると血栓を形成することがあります（扁桃周囲膿瘍に内頚静脈血栓を合併したものをLemierre症候群といいます）．炎症が身体の下の方に行くと縦隔炎，上の方に行くと髄膜炎を合併したりします（とても怖いですね）．

原因菌

連鎖球菌やフソバクテリウムという嫌気性菌などが多いです[1]．敗血症は高齢者で罹患率や死亡率が高いですが，この扁桃周囲膿瘍による敗血症は若年者でもよくみられる疾患です．

治療

　基本的には片側性で左右2つある扁桃のうち，どちらか片方の周囲に膿瘍を形成します（まれに両側性もあります）．治療は切開排膿・ドレナージ，抗菌薬の投与となります．もしも膿瘍により気道の圧排や狭窄所見が出れば，気管切開や輪状甲状靱帯切開を施行する場合もあります．

再発

　再発も考えておく必要があります．症状がひどい場合や再発をくり返している場合は扁桃摘出をすることがありますが，多くの場合は切開排膿やドレナージ治療に抗菌薬投与となります．その場合，処置後3か月以内の再発が多いので，再発症状の有無をしっかりと観察する必要があります．

看護ケアのポイント
・喉の痛みのある患者さんの口が開かなくなったり，よだれが口元から垂れていたり（流涎），呼吸苦などの気道狭窄症状が出現した場合には，急いで対応する場合があります．決して誰にも報告せずに，様子を見てはいけません．
・また，その際には救急カートや気管挿管がいつでもできるように物品を準備しておくことも大事です．
・完全に予防することは難しいのですが，日々の口腔ケアと含嗽（うがいは大事なケア）が重要です．元々の原因は扁桃に菌が侵入することによりますので，日々の歯磨きや含嗽などをきちんと行うことで扁桃周囲膿瘍を予防できる可能性があります．

引用・参考文献

1) Klug TE：Incidence and microbiology of peritonsillar abscess: the influence of season, age, and gender. Eur.33(7):1163-7.2014.

海外から帰国した後に発熱.
肝膿瘍による敗血症

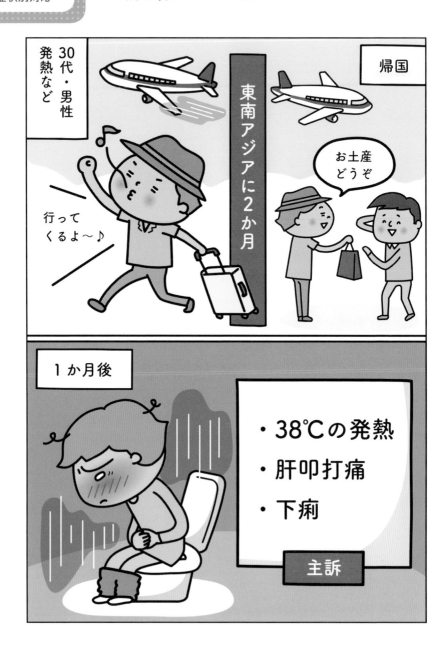

症例

　30代・男性. 東南アジアに2か月程滞在し, 1か月前に帰国. 本日から38℃台の発熱がある. 発熱以外にも, 肝叩打痛と下痢を認めています….

【バイタルサインと身体所見】

　血圧98/52mmHg, 心拍数112回/分, 呼吸数22回/分, SpO$_2$ 97%（酸素投与なし）, 意識レベルGCS E4V5M6, 体温39.3℃.

　qSOFAスコア：2点（収縮期血圧1点, 呼吸数1点）

　NEWSスコア：8点（収縮期血圧2点, 呼吸数2点, 心拍数2点, 体温2点）

　qSOFAスコアは2点を超えており, NEWSスコアも8点（5点以上）で2つのスコアで陽性となっているため, この時点で既に敗血症の可能性が高いと考えられます.

1　症状からどのように敗血症を考える？

　この患者では海外渡航後の発熱と下痢ということで, 輸入感染症が考えられます. しかしながら帰国後1か月が経過しているため, 潜伏期間の長い輸入感染症が考えられます. 潜伏期間が1か月を超えるものに, 肝膿瘍やウイルス性肝炎があります. 潜伏期間が1週間以内の短いものに, 毒素原性大腸菌感染, サルモネラ腸炎, カンピロバクター腸炎, 腸炎ビブリオ, 細菌性赤痢, コレラなどがあります. 潜伏期間を考えると, 今回の患者ではこれらの疾患ではなさそうです.

　さらに肝叩打痛があり, 肝炎や肝膿瘍などの可能性があります. また, 簡易スコアからは敗血症の可能性が高いので, 採血検査や画像検査を行って敗血症の原因を確定します.

最も考えられる疾患：肝膿瘍（赤痢アメーバ）による敗血症

　鑑別疾患：A型肝炎, B型肝炎, 毒素原性大腸菌感染, サルモネラ腸炎, カンピロバクター腸炎, 腸炎ビブリオ, 腸チフス, パラチフス, コレラ, 細菌性赤痢等

肝膿瘍は発熱，右季肋部痛，肝叩打痛が主な症状ですが，症状や身体所見からの肝炎との鑑別は難しく，腹部造影CT検査や超音波検査などの画像検査の実施が望まれます．

　この患者は画像検査で肝膿瘍を診断し，肝膿瘍からの敗血症でした．ここで一緒に肝膿瘍を勉強しましょう．

❶ 肝膿瘍とは？

　日本における肝膿瘍の疫学ですが，細菌性が約95％であり，残りの5％が赤痢アメーバによるものです．細菌性の原因菌としては大腸菌やクレブシエラ菌がとりわけ多く，その他には嫌気性菌よるものもあります．細菌以外では真菌も肝膿瘍の原因となり得ます．

　そして，細菌性肝膿瘍の菌は胆道から侵入することが多いとされていますが，門脈や動脈からも肝臓へ侵入することがあります．一方で，アメーバ肝膿瘍の場合は腸管アメーバ症から進展するため，その多くは経門脈的に侵入するとされています．

　また，細菌性肝膿瘍の場合には多発しますが，アメーバ肝膿瘍の場合には単発性が多いため，膿瘍の数である程度，原因菌を推定することもあります．

　膿瘍の大きさによってはドレナージ治療が必要となり，その後は原因菌に合わせた抗菌薬投与を行いますが，原因菌が判明するまでの間は第3世代セフェム系抗菌薬にメトロニダゾールを併用する治療などがよく行われます．一般に，赤痢アメーバにはメトロニダゾールが良く効きます．

　アメーバ肝膿瘍は腸管アメーバ症から進展するため下痢の合併が多いとされています．そういえばこの患者も下痢を合併していましたね！

　また，アメーバ肝膿瘍は男性同性愛者に多いため，生活歴の聴取でもアメーバ肝膿瘍を疑うことができます．

　『日本版敗血症診療ガイドライン2020』でも，「腹腔内感染症による敗血症患者に対して，可及的速やかに外科手術/侵襲的ドレナージ術（膿瘍ドレナージ）による感染源のコントロールを行うことを弱く推奨する」とされています．

　推奨が弱いのはエビデンスが少ないためですが，重篤化したもしくは重篤化しそうな肝膿瘍からの敗血症患者には，迅速な膿瘍ドレナージ術の実施が必要といえます[1]．

看護ケアのポイント

・肝膿瘍のドレナージ前は敗血症に移行していないかを観察し，膿瘍ドレナージ後にはドレナージチューブが閉塞していないか，固定がきちんとされているかを毎回確認します．

・とくに肝膿瘍の排液は膿なので粘性が高く詰まりやすいため，ドレナージチューブが詰まらないように毎日医師に連絡してドレーン内を洗浄してもらうことが大事です．

・また肝膿瘍は 50 〜 60 歳代の男性に多いとされていますが，ADL が保たれている人が罹患するため入院後も身体を動かすことが多いので，ドレナージチューブが抜けないように気をつけて観察しましょう．

引用・参考文献

1) 日本版敗血症診療ガイドライン2020 特別委員会編：日本版敗血症診療ガイドライン2020．日本集中治療医学会雑誌，28：supplement，2021．

高熱の後に，手に出血点．
感染性心内膜炎による敗血症

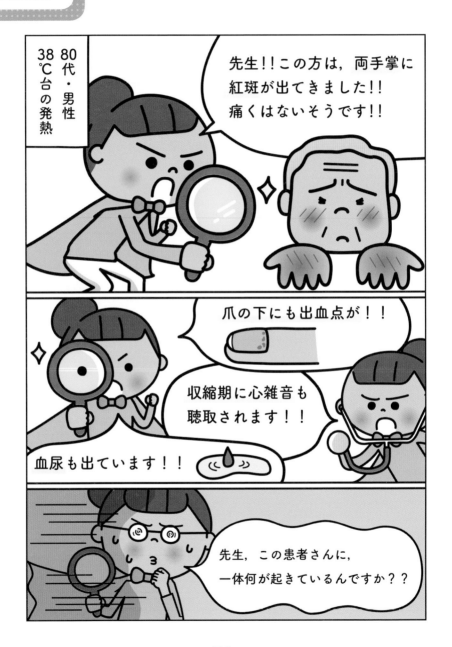

> **症例**
>
> 　80代・男性．38℃台の発熱が続いて両手掌に痛みはないが紅斑が出現．爪の下に出血点が出てきました．収縮期に心雑音も聴取できます．血尿も出ていますね….
>
> 【バイタルサインと身体所見】
>
> 　血圧122/62mmHg，心拍数102回/分，呼吸数24回/分，SpO₂ 95%（酸素投与なし），意識レベルGCS E4V5M6，体温38.1℃.
>
> 　qSOFAスコア：1点（呼吸数1点）
>
> 　NEWSスコア：5点（呼吸数2点，心拍数1点，SpO₂ 1点，体温1点）

　SOFAスコアは1点でNEWSスコアは5点であり，これだけでは敗血症かどうか悩ましいですね．採血検査による臓器障害の評価が重要となります．

　ただし心雑音があったり，血尿が出ていたりと，何か不穏な空気が漂っていますね．

1 症状からどのように敗血症を考える？

　発熱が続いており，高齢の男性で収縮期雑音を認めるため感染性心内膜炎による敗血症が疑われます．

最も考えられる疾患：感染性心内膜炎

鑑別疾患：腎梗塞，非細菌性血栓性心内膜炎，等

　まずは感染性心内膜炎が疑われますね．感染性心内膜炎は診断・治療が遅れると心臓の弁が破壊されたり，細菌の塊が体中に飛んだりするので，致死的な疾患です．早期の診断と治療が必要になります．

　診断には一般的な採血などの検査に加えて血液培養検査が必須で，血液培養検査は3セット（好気ボトル3本と嫌気ボトル3本の合計6本）採取します．

　また心臓超音波検査も行い，心臓の弁に付着した疣贅（細菌のかたまり）が発見できると感染性心内膜炎の診断の助けとなります．

❶ 感染性心内膜炎とは？

　感染性心内膜炎とは細菌が心臓の弁に付着して疣贅を形成し，心内膜の炎症を引き起こし，心臓の弁を破壊したり，細菌が全身にばらまかれたりする疾患です．人口10万人・年あたり2〜7例とされており，比較的稀な疾患ではあります[1]．高齢の男性に多く認められ，人工弁留置後の患者や過去に感染性心内膜炎を起こしたことがある患者は，罹患するリスクが高くなります．

　身体所見ですが，感染性心内膜炎では80％の患者で心雑音が聴取されるといわれています．実際にこの患者でも心雑音がありますね．また手掌や足底の無痛性紅斑はJaneway疹とよばれていて，感染性心内膜炎患者の5〜10％に認められます[2]．手足に赤いポツポツとした紅斑を認めたら，「感染性心内膜炎かな？」と疑うチャンスです．

原因菌

　緑色連鎖球菌とブドウ球菌がほとんどです．その他には腸球菌も10％程度原因となりますが，基本的にはグラム陽性菌が原因菌となります．グラム陽性菌の成分は粘着性が高く心臓弁にくっつきやすいのですが，大腸菌などのグラム陰性菌の成分は粘着性があまり高くないため，グラム陰性菌による感染性心内膜炎はまれです．

　緑色連鎖球菌は口腔内に多いため口から体内に侵入する経路が考えられています．黄色ブドウ球菌は主に皮膚や体内に留置されている人工物などから体内に侵入し，感染性心内膜炎を起こすと考えられています．

治療

　細菌が原因ですので基本的な治療は抗菌薬の投与となりますが，感染性心内膜炎は難治性であるため，4週間以上の抗菌薬投与期間が必要とされます．

　あとはなぜ血尿を認めるのかが気になりますが，感染性心内膜炎では腎梗塞を起こしやすいため，腎梗塞により腎臓の組織が壊れて血尿となっていないかを考えます．

　また，感染性心内膜炎から敗血症に進展すると凝固異常により，血尿をきたすことがしばしばあります．

非細菌性血栓性心内膜炎

　さらに非細菌性血栓性心内膜炎（non-bacterial thrombotic endocarditis：
ＮＢＴＥ）という病気があります．この疾患は感染性心内膜炎に似たような症
状を示すのですが，細菌が原因ではなく血栓が心臓の弁に付着して心内膜炎
を起こし，体中に飛んだりする疾患です．原因が感染症ではないため敗血症
には進展しません．血栓が原因ですので，ヘパリンなどの抗凝固薬が治療法
となります．

　……なかなか，ややこしいですよね．

看護ケアのポイント
・感染性心内膜炎による敗血症を防止するのに最も重要なポ
　イントは口腔ケアであり，感染性心内膜炎を発症している
　多くの方が口腔内衛生が悪い状態です．
・また，静脈内カテーテルなど人工物が留置されている患者
　さんはブドウ球菌による感染性心内膜炎を引き起こしやす
　いので，日々カテーテル類の清潔を保つことも感染性心内
　膜炎による敗血症の発症予防となります．

なお，この患者さんでは造影CT検査をしまし
たが腎梗塞は認めず，血尿の原因は感染性心内
膜炎から敗血症に進展しそれに伴う凝固異常に
よる症状でした．いろいろなところに敗血症を
疑う症状が隠れていましたね．
毎日のきちんとした口腔ケアで，感染性心内膜
炎による敗血症を予防しましょう．

Dr.近藤

引用・参考文献
1）大原貴裕：感染性心内膜炎の疫学．化学療法の領域，34（2）：225-230，2018．
2）日本循環器学会ほか：感染性心内膜炎の予防と治療に関するガイドライン2017年改訂版．
　https://www.j-circ.or.jp/cms/wp-content/uploads/2020/02/JCS2017_nakatani_
　h.pdf（2022年11月閲覧）

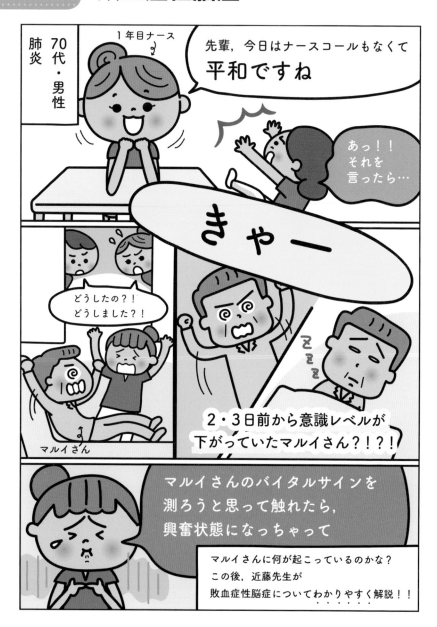

> **症例**
>
> 　70代・男性．肺炎で入院．2,3日前から意識レベルが低下してきました．咳などの他の症状はいつもとあまり変わりませんが，意識レベルの低下が目立ちます．また時折不穏状態となり，不穏と意識レベル低下をくり返しています…．
>
> **【バイタルサインと身体所見】**
>
> 　血圧98/52mmHg，心拍数112回/分，呼吸数24回/分，SpO$_2$ 93%（酸素投与なし），意識レベルGCS E2V3M4，体温37.8℃．
>
> 　qSOFAスコア：3点（収縮期血圧1点，呼吸数1点，意識レベル1点）
>
> 　NEWSスコア：9点（呼吸数2点，SpO$_2$ 2点，心拍数2点，意識レベル3点）

　qSOFAスコアは満点，NEWSスコアも9点ですので，敗血症にはほぼ間違いなさそうですね．問題はどうして意識レベルが低下したり，不穏になったかということです．

1　症状からどのように敗血症を考える?

　肺炎患者が敗血症になっていそうですが，意識レベル低下と目立つ状態となっています．脳炎・髄膜炎・脳梗塞・脳出血などが除外できれば敗血症性脳症の可能性が高いと考えられます．脳梗塞や脳出血は基本的には血圧が高値になりますので，この患者では考えられなさそうです．

　また，脳炎や髄膜炎などは髄液検査で診断可能ですが，この患者は髄液検査では異常ありませんでした．

> **考えられる疾患：敗血症性脳症，**(せん妄)

鑑別疾患：脳炎，髄膜炎，脳梗塞，脳出血，せん妄，等

　敗血症性脳症という新しい概念がありますので，ここで勉強しておきましょう．

❶ 敗血症性脳症とは？

敗血症性脳症とは，一般に敗血症によって起こる全身性の炎症性反応により引き起こされた"びまん性脳障害"とされています．その機序は未だに詳しくわかっていませんが，炎症性メディエーターが血液脳関門（Blood Brain Barrier：BBB）を通過することにより，脳に障害を引き起こすとされています[1]．

その他には敗血症性ショックになると血圧が低下したり臓器の血流が低下したり，脳内の血管においても血管内細胞が障害されたりします．それらの影響により脳組織での微小循環障害が起こり，敗血症性脳症を引き起こす可能性も考えられています．

また，脳のミトコンドリア病や神経伝達物質の異常など，単一ではなく複合的な要因により，敗血症性脳症を引き起こすとされています（何だかややこしいですね）．

治療

敗血症性脳症に特化した特別な治療方法はなく，通常の敗血症の状態を良くすることが，敗血症性脳症の治療となります．目標の平均血圧を65mmHg以上に保つことで脳血流低下を防ぎ，また抗菌薬により細菌を殺すことで体内の炎症を軽減させ，脳へ移行する可能性のある炎症性サイトカインを減らします．

後遺症

一般的には可逆性とされており，敗血症が改善すると敗血症性脳症も改善しますが，時に寝たきりになるなどの後遺症を残す敗血症患者もいます．

難しいところ

また，敗血症性脳症の難しいところは，明確な診断基準がない点です．敗血症により意識の変化などが引き起こされ，他に説明できる脳の異常がないものが敗血症性脳症とされています．そのため，いろいろなものが敗血症性脳症に含まれることになり，ある意味"せん妄"なども敗血症性脳症の一症状とも言えます．

「敗血症性脳症」は学問的にもまだ未熟な用語となりますので，今後の研究成果により，明確な定義などが決まってくると思います．

そのなかでみなさんが知っておく必要があるのは，敗血症そのもののせいで"意識レベルの変容"や"不穏"などの症状を起こすということです．患者が不穏になったときに，"面倒な患者さんだなあ"と思うのではなく，"敗血症の症状かもしれない"という考えをもつことが重要です．不穏になった患者には，敗血症性脳症などそれなりの身体状態の悪化が伴うことも少なくありません．

❷不穏とせん妄はどう違う?

臨床現場では，不穏とせん妄は結構同じような意味合いで使用されていますが，厳密には両者は違うものです．

せん妄というのは，意識障害・認知機能障害・思考力低下・活動低下・気分の不安定化などさまざまな症状がありますが，不穏はそのせん妄の症状の1つとなります．不穏自体の意味は，"落ち着かない"とか"攻撃的"とかあくまで行動の異常を見て「不穏」とよんでいるということになります．

つまり，不穏の原因がせん妄であったりするわけなのです．

看護ケアのポイント
- 意識レベルの変化や不穏などの異常行動には，敗血症性脳症が隠れている可能性があります．患者さんの行動には本人の意思や性格によるものではなく，病気のせいで異常行動をしている可能性を十分理解しておく必要があります．
- なお敗血症性脳症が原因ではないせん妄にも多く遭遇しますが，そのような場合も同様に原因をよく考える必要があります．たとえば痛みが原因で鎮痛薬を投与すると改善するせん妄も少なくありません．
- 患者さんの苦痛は何か，を常に考え，患者に寄り添える看護を実践しましょう．

引用・参考文献
1) Gao Q, Hernandes MS：Sepsis-Associated Encephalopathy and Blood-Brain Barrier Dysfunction. Inflammation, 44(6):2143-2150, 2021.

眼が見えなくなる敗血症？
真菌性敗血症

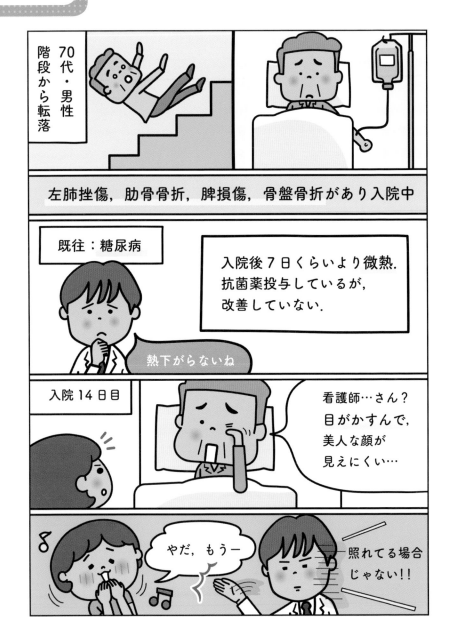

症例

70代・男性. 階段から転落して, 左肺挫傷, 肋骨骨折, 脾損傷, 骨盤骨折があり入院. 入院後7日くらいから微熱が続いていました. 抗菌薬を投与していましたが, 発熱は改善しません. 本日入院後14日になりました. 「目がかすんで見えにくい」との訴えがありました. もともと糖尿病があります….

【バイタルサインと身体所見】

血圧120/58mmHg, 心拍数98回/分, 呼吸数24回/分, SpO_2 98%(酸素投与なし), 意識レベルGCS E3V5M6, 体温38.2℃.

qSOFAスコア:2点(呼吸数1点, 意識レベル1点)

NEWSスコア:7点(呼吸数2点, 心拍数1点, 体温1点, 意識レベル3点)

---

qSOFAスコアでもNEWSスコアでも敗血症の可能性がありそうですね. ただもともとは外傷で入院していて, 症状も目が見えにくいですとちょっと病歴からは感染の原因はわかりにくい感じです.

そのため採血検査を実施したところ, 白血球11,700/μL, CRP 9.1 mg/Lでして, 炎症所見の上昇を認めます.

1 症状からどのように敗血症を考える?

多発外傷後の発熱であり抗菌薬でも効果がないようで, 抗菌薬に不応の発熱や敗血症の場合には真菌性敗血症を考える必要があります. 真菌性敗血症の原因は真菌であるため, 真菌に抗菌薬は効きません. 「眼がかすむ」という症状から, 眼内炎の合併が示唆されます.

考えられる疾患：眼内炎を伴う真菌性敗血症

鑑別疾患：細菌感染による敗血症, 糖尿病性網膜症, サイトメガロウイルス網膜炎, せん妄, 等

真菌性敗血症は敗血症全体の5%程度とされておりそれほど多くありませんが, 診断が難しく見逃しやすい病態です[1]. そのため, この患者でβ-D

グルカンを測定したところ，284 pg/mLと高値を認め，真菌感染症による敗血症と判断しました．

　さまざまな真菌感染が敗血症を引き起こします（**表1**）．真菌感染症は表在性と深在性に大きく分類できます．表在性真菌感染症は白癬（みずむし）や口腔内カンジダなどの皮膚の表面にくっつくもので，通常，敗血症は引き起こしません．

　一方で深在性真菌感染症は血液や体内の臓器に感染するもので，こちらが敗血症の原因となるのです．

表1　敗血症へと進展する主な真菌感染症

種類	カンジダ（深在性）症	アスペルギルス症	クリプトコッカス症	ニューモシスチス・カリニ肺炎
感染臓器ごとの疾患	眼内炎・カンジダ血症・髄膜炎・膿胸・腹膜炎・膿瘍	副鼻腔炎・肺炎・眼内炎	肺炎・髄膜炎・皮膚クリプトコッカス症・眼内炎	肺炎
特徴	*Candida albicans* が最も多い	肺のアスペルギルス症では空洞形成したり，喀血の症状となる	土壌中に存在している真菌	HIV感染者でよくみられる
治療	・ミカファンギン ・フルコナゾール（一部のカンジダのみ）	・ボリコナゾール（肺のアスペルギルス症に使用） ・イトラコナゾール ・アンホテリシンB ・ミカファンギン	・アンホテリシンB ・5FC ・フルコナゾール	・ST合剤
血清 β-D グルカン	上昇	上昇	不変	上昇

❶ 真菌性眼内炎とは？

　真菌性眼内炎の多くは，体内に留置された静脈留置カテーテルや尿道カテーテルなどから真菌が血流に入り込み，眼へと真菌が飛んで眼内炎となる病態です．そのためカテーテル類が多く留置されているような重症病態に多く発生します．

　また，免疫抑制薬・ステロイド内服・糖尿病・悪性疾患の既往などがあると，さらに真菌性眼内炎のリスクは上がります．そういえば，この患者も多発外傷で入院しており，いろいろなカテーテル類が留置されていそうですね．

原因

　真菌性眼内炎を起こす真菌は80〜90％以上がカンジダとなります．その他にはアスペルギルスやクリプトコッカスも眼内炎を起こすことがありますが，それほど多くはありません．また，真菌性眼内炎は両眼に起こすことが多く，適切に治療すれば視機能に関する予後は悪くりませんが，治療が遅れると視力障害へとつながります．

治療

　抗真菌薬の点眼（局所投与）と静脈からの抗真菌薬の全身投与がありますが，後者の全身投与がより重要です．もともとはどこからか真菌が飛んできていることが多いので，その根本を治療する必要があるためです．そのためカテーテル留置が原因と疑われる場合には，速やかに留置されているカテーテル類を抜去します．

❷ β-D グルカンとは?

　真菌の細胞壁を構成する成分がこのβ-Dグルカンとなります．β-Dグルカンという検査は日本で作られた検査なので，日本でとくに普及しています．真菌感染症の原因はカンジダが多く，多くの真菌感染症の患者の血清値で上昇が認められます．

　しかしながら，クリプトコッカス症やムコール症という一部の真菌感染症ではβ-Dグルカンは上昇しないので，その検査結果には注意が必要です（**表1**）．また，偽陽性になることもあり，血液透析患者（透析膜にセルロース素材のものを用いると血清β-Dグルカン値が上昇します）・アルブミン製剤・グロブリン製剤・ガーゼの使用，の際には真菌感染がなくてもβ-Dグルカンが高値となることがあります．

　ただし，上記のことを念頭におきながらβ-Dグルカンを使用すれば，適切に真菌感染の有無を判断できる良いツールともいえます．

看護ケアのポイント

・真菌感染症による敗血症は症状がわかりにくいことが多い
ですが，抗菌薬が効いていない場合などにβ -D グルカン
高値を認めると判断できます．

・他の疾患と同様に qSOFA スコア，NEWS スコア，バイタ
ルサインなどをきちんと評価することが大事です．

・また，真菌感染症による敗血症と判断した場合，その患者
さんは易感染の状態にあり，スタンダードプリコーション
などをいつも以上に徹底する必要があります．

・基本ではありますが，医療者の手指衛生，患者さんの環境
衛生を整えることなどです．

・また不要なカテーテル類の早めの抜去を医師と相談するこ
とも大切です．

引用・参考文献

1）Delaloye J, Calandra T: Invasive candidiasis as a cause of sepsis in the critically ill patient. Virulence, 5(1):161-169, 2014.

Memo

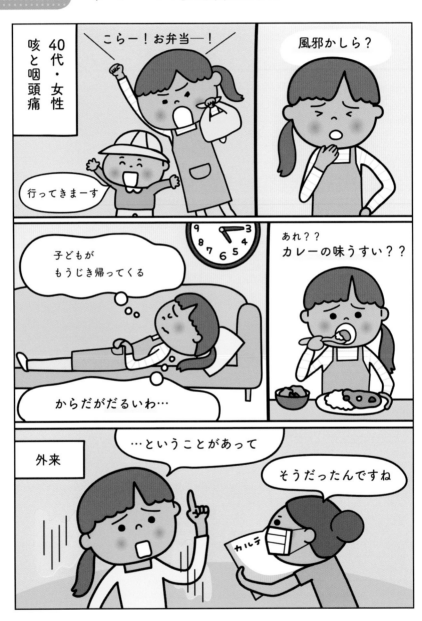

> **症例**
>
> 　40代・女性．咳と咽頭痛があり，風邪をひいたかなと思って様子を見ていました．しかし，症状は改善されず，全身倦怠感が出現してご飯を食べたときの味覚もわかりにくくなってきました…．
>
> 【バイタルサインと身体所見】
> 　血圧132/64mmHg，心拍数109回/分，呼吸数22回/分，SpO_2 93％（酸素投与なし），意識レベルGCS E4V5M6，体温39.2℃．
> 　qSOFAスコア：1点（呼吸数のみで1点）
> 　NEWSスコア：7点（呼吸数2点，SpO_2 2点，心拍数1点，体温2点）

　qSOFAスコアは1点ですが，NEWSスコアは7点になります．こうして，これまでいろいろな症例を見てきましたが，qSOFAスコアは1点も敗血症だったという患者は多かったですね．やはり他のスコアと併用したり，qSOFAスコアが2点超えてなくても敗血症を考えておくことが大事です．

1　症状からどのように敗血症を考える？

　味覚障害があるということで，新型コロナウイルス感染症が頭のなかをよぎりますよね．ただ味覚障害は鼻炎や副鼻腔炎でも出現することも念頭においておく必要があります．ただ鼻炎では敗血症にはならないですし，副鼻腔炎では通常SpO_2は低下しないので，他の症状も加味して考えると新型コロナウイルス感染症からのウイルス性敗血症が最も考えられそうです．

> **考えられる疾患：新型コロナウイルス感染症からのウイルス性敗血症**

　鑑別疾患：上気道炎，副鼻腔炎，鼻炎，咽頭炎，扁桃炎，伝染性単核球症等

　ウイルスに関連した敗血症には，以下の2つに分類できます．
①新しくウイルスに感染して敗血症となった場合
②他の重篤な疾患に罹患したため既感染のウイルスが再活性化され敗血症となった場合

新型コロナウイルスは①の機序だけですので，新しく新型コロナウイルス感染症に罹患したと考え，鼻咽頭より検体を採取し新型コロナウイルスのPCR検査を行ったところ，陽性となりました．

　新型コロナウイルスの場合には感染性が高く医療者も罹患するリスクがありますので，スタンダードプリコーションがとても大事ですね．ここでウイルス性敗血症について勉強しましょう．

❶ ウイルス性敗血症

新しくウイルスに感染した敗血症

　新しくウイルスに感染したウイルス性敗血症は，敗血症の原因としてはあまり多くなく，以前の日本ではインフルエンザウイルスによる敗血症が最も多い原因でした．しかしながら新型コロナパンデミック渦においては，新型コロナウイルスによるウイルス性敗血症が爆発的に増えていますね．

　純粋なウイルス性敗血症では，血液培養は意味がありません（ウイルスは細菌ではないので，培養できませんよね）．しかしながら，細菌性とウイルス性の混合感染を引き起こすこともあり，ウイルス性敗血症を疑った場合でも炎症所見が高いなど混合感染が否定できない場合には血液培養を採取します．細菌とウイルスの混合感染率は国よっても違いますが，4％という報告があります[1]．

　新型コロナウイルスによる敗血症では，レムデシビルやデキサメタゾン（ステロイドの一種です），ヘパリンによる抗凝固療法が行われています（新型コロナウイルス感染症治療薬は時期によっても変わっていますので，今後変化する可能性もありますのでご注意ください）．

　ステロイドは一部のウイルス感染を悪化させる可能性があると言われていますが，新型コロナウイルス感染による敗血症では抗炎症効果により予後を改善させることがわかっています．また，ウイルスによる敗血症性ショックでも細菌性と同様に早期からショックから離脱できる可能性があり，ステロイド投与が有効とされています．

他の重篤な疾患に罹患したため既感染のウイルスが再活性化された敗血症

　サイトメガロウイルスやヘルペスウイルスなどは，既に感染していたウイルスが全身状態の悪化に伴い再活性化して敗血症となる原因として有名です．

　サイトメガロウイルスは肺炎や腸炎などを引き起こします．抗菌薬がなかなか効かない場合にウイルスが原因ではないかと疑います．

治療

　ウイルス性敗血症の場合でも細菌性で使用する多くの敗血症治療が有効で，初期輸液やノルアドレナリンの投与を行います．しかしながら，先述の血液培養を含め各検体の培養検査やグラム染色では判別することができませんので，原因が不明の敗血症の場合にはウイルス性敗血症の可能性を考えます．

　また，抗ウイルス薬は限られたウイルスだけしか存在せず，敗血症を起こす可能性があるウイルスで薬がある主なウイルスは先述した新型コロナウイルスに加えて，ヘルペスウイルス・サイトメガロウイルス・インフルエンザウイルスくらいです（正確には他にも薬があるウイルスもあるのですが，その多くは日本ではほとんど見ないようなウイルスです）．

　薬がないウイルスは診断しても対症療法となるのですが，薬があるウイルスには早期にきちんと抗ウイルス薬を投与することが重要です．

看護ケアのポイント

・新型コロナウイルスやインフルエンザウイルス等はヒトからヒトへ感染するので，診療に先駆けたワクチン接種やスタンダードプリコーションに努めましょう（とくに新型コロナウイルス感染は怖いですよね）．

・新型コロナウイルスの場合の喀痰の吸引手技・ネブライザーの使用・**NPPV**（non-invasive positive pressure ventilation：非侵襲的陽圧換気）には感染リスクが伴うので，陰圧環境を整備するなど，十分注意しましょう．

引用・参考文献

1）Southeast Asia Infectious Disease Clinical Research Network: Causes and outcomes of sepsis in southeast Asia: a multinational multicentre cross-sectional study. Lancet Glob Health,5(2):e157-e167, 2017.

索 引

あ行

アシネトバクター……………………… 60
アスペルギルス症………………………… 210
アセトン臭……………………………… 165
アドレナリン……………………………24, 64
アルコール性肝障害…………………… 187
意思決定支援………………………… 15
医療・介護関連肺炎…………………… 179
医療ソーシャルワーカー……………… 104
医療関連脳室炎・髄膜炎……………… 157
インフルエンザ菌……………………… 180
院内肺炎………………………… 177, 178
咽頭炎…………………………………… 215
ウイルス感染症………………………… 79
ウイルス性敗血症………………… 215, 216
ウォームショック……………………… 64
エアリーク……………………………… 118
鋭的損傷………………………………… 36
栄養管理………………………………… 86
栄養管理プロセス……………………… 86
栄養療法………………………………… 86
壊死性筋膜炎……………………………54, 55
壊死性筋膜炎の病期…………………… 55
炎症反応………………………………… 71
エンドトキシン吸着カラム…………… 12
黄疸……………………………… 187, 188

か行

外傷……………………………………… 39
外傷の評価……………………………… 37
外傷後敗血症……………………………36, 38
外傷後敗血症の特徴…………………… 38
隠れ敗血症……………………………… 78
拡張期血圧……………………………… 26
カテーテル………………………………40, 95
カテーテル関連血流感染………………39, 49
カテーテル関連血流感染症…………… 98
カテーテル関連血流感染症による敗血症……… 98
化膿性関節炎…………………………… 184
加齢……………………………………… 31
間欠熱…………………………………… 83
肝硬変…………………………… 81, 187
肝細胞性黄疸…………………………… 188
カンジダ(深在性)症………………… 210
間接ビリルビン………………………… 188
関節リウマチ…………………………… 184
感染症に伴う全身炎症性反応症候群………… 70
感染性心内膜炎………………… 80, 201, 202
感染による臓器障害…………………… 70
眼内炎…………………………………… 209

肝膿瘍…………………………… 197, 198
カンピロバクター腸炎………………… 197
気腫性腎盂腎炎………………………… 175
偽痛風…………………………… 184, 185
急性肝炎………………………………… 187
急性肝不全……………………………… 187
急性期DIC診断基準…………………… 75
急性呼吸促迫症候群…………………… 74
急性喉頭蓋炎…………………………… 194
急性腎障害……………………………… 73
胸腔ドレーン…………………………… 117
胸水のLight基準………………………… 119
胸水の検査……………………………… 120
緊急時ブラッドアクセス留置用カテーテル…… 73
緊急性の高い呼吸苦の鑑別…………… 130
クラミジア肺炎………………………… 180
クリプトコッカス症…………………… 210
ケアマネジャー………………………… 104
経静脈栄養………………………………87, 91
経腸栄養………………………………… 87
経鼻胃管………………………………… 90
経鼻高流量酸素療法…………………… 75
頸部リンパ節炎………………………… 194
稽留熱…………………………………… 83
外科手術後……………………………… 32
外科手術後の敗血症…………………… 32
血清総ビリルビン値…………………… 188
血液脳関門………………………… 158, 206
血液分布異常性ショック……………… 144
血液凝固系……………………………… 75
血液凝固障害……………………………71, 75
血管作動薬……………………………… 73
血管内皮細胞障害……………………… 71
血管外留置カテーテル………………… 97
血管内留置カテーテル………………… 95
ケトン臭………………………………… 165
下痢……………………………………… 190
抗菌薬………………………… 16, 24, 65
高齢者…………………………………… 30
高齢者の敗血症………………………… 30
抗ウイルス薬…………………………… 65
口腔ケア………………………………… 152
肛門留置型排便管理チューブ………… 57
誤嚥……………………………………… 150
誤嚥性肺炎……………………………… 150
誤嚥性肺炎の対策……………………… 151
コールドショック……………………… 64
呼気終末陽圧…………………………… 74
呼吸器系………………………………… 74
呼吸苦…………………………………… 129

呼吸性変動…………………………… 118
骨髄炎………………………………… 79
コレラ………………………………… 197

さ行

サイトメガロウイルス網膜炎………… 209
再発…………………………………… 94
再発防止……………………………… 94
細菌性赤痢…………………………… 197
細菌感染による敗血症………………… 209
サルモネラ腸炎……………………… 197
酸素濃度……………………………… 131
酸素流量……………………………… 131
歯槽膿漏……………………………… 79
市中肺炎…………………… 177，178
弛張熱………………………………… 83
社会復帰……………………………… 102
シャワー……………………………… 48
収縮期血圧…………………………… 25
十二指腸潰瘍………………………… 190
手術と手術部位感染率………………… 33
手術部位感染率……………………… 33
出血傾向……………………………… 189
術後侵襲……………………………… 109
循環器系……………………………… 72
循環血液減少性ショック……………… 144
初期治療……………………………… 23
小児…………………………………… 28
小児の敗血症………………………… 28
小児敗血症の集中治療………………… 65
小児敗血症の診断……………………… 62
障害を受ける臓器・生理系…………… 68
消化器外科手術後の発熱の主な原因…… 114
上顎洞炎……………………………… 194
上気道炎…………………… 177，215
小児敗血症…………………………… 60
小児敗血症と感染部位………………… 60
小児敗血症の原因となる病原体……… 60
植皮手術後…………………………… 49
ショック……………… 26，72，108
ショックの5P………………………… 106
ショックの種類と原因………………… 107
ショックの分類……………………… 144
ショック状態………………………… 137
ショックバイタル…………………… 161
深達性Ⅱ度…………………………… 45
深部静脈血栓症……………………… 76
深部膿瘍……………………………… 79
真菌感染症………………… 79，210
真菌性眼内炎………………………… 210
身体抑制……………………………… 14

腎……………………………………… 73
腎盂腎炎……………………………… 173
心原性ショック……………………… 144
人工血管感染のリスク因子…………… 140
人工血管置換術後……………………… 139
腎梗塞………………………………… 201
診療看護師…………………………… 35
髄膜炎………………… 79，80，205
髄膜炎／脳炎の原因となる細菌……… 80
髄膜炎／脳炎の主な原因ウイルス…… 80
スタンダードプリコーション………… 47
ステロイド投与……………………… 73
精神機能障害………………………… 102
赤痢アメーバ………………………… 197
浅達性Ⅱ度…………………………… 45
洗髪…………………………………… 19
せん妄……………… 205，207，209
前立腺炎……………………………… 79
全身性炎症反応症候群…………… 9，70
臓器障害……………………………… 81
組織血流不全………………………… 71
組織低酸素…………………………… 71

た行

体温…………………………………… 26
体外式模型人工肺……………………… 66
耐性菌………………………………… 46
多臓器障害………………………68，71
胆管炎………………………………… 125
胆管炎の原因………………………… 125
単純性腎盂腎炎……………………… 174
胆石発作……………………………… 124
丹毒…………………………………… 53
胆嚢炎………………………………… 125
タンパク投与………………………… 88
タンパク量…………………………… 88
中心静脈カテーテル……………91，96
直接ビリルビン……………………… 188
腸炎ビブリオ………………………… 197
腸チフス……………………………… 197
デ・エスカレーション………………… 65
デブリードマン……………………41，56
伝染性単核球症…………… 194，215
糖尿病性ケトアシドーシス…………… 165
糖尿病性網膜症……………………… 209
毒素原性大腸菌感染………………… 197
ドブタミン…………………………… 24
鈍的外傷……………………………… 36

な行

ナース・プラクティショナー………… 35

内視鏡的逆行性胆管膵管造影·······126
軟部組織感染の深達度と疾患分類·······52
軟部組織感染症·······52
軟部組織感染症による敗血症·······52
軟部組織感染症の好発部位·······55
二段侵襲·······38
日本版敗血症診療ガイドライン2020·····9，11
ニューススコア·······23
ニューモシスチス・カリニ·······210
乳酸化リンゲル液·······72
尿路感染症·······78
認知機能障害·······101
熱傷·······44
熱傷後敗血症·······44
熱傷診療ガイドライン改訂第3版·······47
熱傷分類·······44
脳炎·······79，80，205
膿胸·······133，177
脳梗塞·······205
脳室・脳槽ドレーンの仕組み·······156
脳室・脳槽ドレーン管理·······155
脳出血·······205
ノルアドレナリン·····24，64，72，109，138

は行

肺炎球菌性肺炎·······180
バイオフィルム·······46，94，96
肺結核·······177
敗血症·······187
敗血症および敗血症性ショックの国際
コンセンサス定義第3版·······11
敗血症患者の社会復帰·······100
敗血症診療ガイドライン2020·······8
敗血症診療ガイドライン2021·······138
敗血症診療国際ガイドライン2021·······9
敗血症性ショック·······206
敗血症性脳症·······205，206
バイタルサイン·······62
肺膿瘍·······133，177
バクテリアル・トランスロケーション·······87
バスキャスカテーテル·······73
発熱·······83
発熱性好中球減少症·······162
パラチフス·······197
播種性血管内凝固症候群·······75
鼻炎·······215
非細菌性血栓性心内膜炎·······201，203
非侵襲的換気法·······75
非侵襲的陽圧換気·······218
ビタミン·······89
ピックス·······101

非定型菌·······180
非抱合型·······188
標準予防策·······47
貧血·······66
フィブリン形成·······96
不穏·······207
副鼻腔炎·······215
複雑性腎盂腎炎·······174
不顕性誤嚥·······152
プロカルシトニン·······41
平均血圧·······25
閉塞性黄疸·······188
閉塞性腎盂腎炎·······174
閉塞性胆管炎·······187
米国感染症学会·······162
閉塞性ショック·······144
β-Dグルカン·······211
変形性関節炎·······184
扁桃炎·······194，215
扁桃周囲膿瘍·······194
抱合型·······188
膀胱留置カテーテル·······97，98
膀胱留置カテーテル関連による敗血症·······98
蜂窩織炎·······53

ま行

マイクロバイオーム·······94
マイコプラズマ肺炎·······180
末梢静脈ルート·······138
マンシェット·······58
無痛性心筋梗塞·······143
無痛性紅斑·······202
メチシリン耐性黄色ブドウ球菌·······65
免疫グロブリン·······17
免疫反応·······71
目標血糖値·······89

や行

薬剤性肝障害·······187
輸液·······23，72
溶血性黄疸·······188
抑制帯·······103
予防的抗菌薬投与·······49

ら行

ラクテック®·······72
リコモジュリン®·······17
リコンビナント・トロンボモジュリン·······17
緑膿菌·······60
淋菌性関節炎·······184，185

おわりに

　本書では看護師のみなさんに必要と思われる敗血症の知識や技術を中心に記載しました．敗血症の本では理論的な説明が多くなったり，敗血症と診断するためのスコアリングの話が多くなるなど，未だに臨床現場と敗血症のイメージとの距離を感じることがあります．さらに敗血症の定義が2016年に変わっていますが，それまで敗血症患者さんと診断されていたのに急に敗血症ではないとなると，敗血症の本質は何なんだろうと考えることもあります．ただし本当に感染症が原因で生命の危機にある敗血症患者さんでは，どのような敗血症の定義を用いても敗血症と診断されますし，敗血症には敗血症特有の診療が必要なことも事実です．敗血症"sepsis"は日本だけでなく世界中でも共通言語であり，その意味でも，敗血症は必要な概念・疾患なのだと思います．

　今回，看護師さん向けのこの本を単著で書いてみて，今までよりも看護師のみなさんが考えていることや普段の悩みや気持ちがわかったような気がします．医療にはいろいろな人がかかわりますが，患者さんが元気になって自宅へ退院するには，職種を超えた相互理解とチーム医療が重要です．私も病院のスタッフと力を合わせて，日々敗血症診療に取り組んでいます．

　この本はこれで終わりになりますが，私もみなさんも医療の仕事は一生続きます．人生の時間は限られていますが，日々知識を増やし，そして患者さんから学んで自分の力を高めていく必要があります．

　いつか実際にみなさんと一緒に働ける日が来ることを楽しみにしています．

2023年2月

近藤　豊

近藤 豊 （こんどう　ゆたか）

略歴

2006年	沖縄県立中部病院 外科　初期研修医
2008年	聖路加国際病院 救急科　後期研修医
2010年	琉球大学大学院医学研究科 救急医学講座　助教
2013年	琉球大学大学院医学研究科 救急災害医学講座　講師
	琉球大学医学部附属病院 救急部　副部長
2015年	Beth Israel Deaconess Medical Center, Harvard Medical School Department of Surgery
2018年	順天堂大学医学部附属浦安病院 救急診療科　准教授
	順天堂大学大学院医学研究科 救急・災害医学　准教授
2021年	順天堂大学医学部附属浦安病院 スポーツ医学センター　副センター長
	順天堂大学大学院医学研究科 救急AI色画像情報標準化講座　准教授

専門分野

敗血症, 救急集中治療医学

主な役職

日本外傷学会　評議員
日本中毒学会　評議員
日本Shock学会　評議員
日本災害医学会　評議員
日本救急医学会 関東地方会　幹事
日本集中治療医学会・日本救急医学会　日本版敗血症診療ガイドライン2024作成特別委員会委員
日本救急医学会　熱中症診療ガイドライン2024編集タスクフォース副編集長
日本集中治療医学会 集中治療早期リハビリテーション委員会　委員
日本集中治療医学会 神経集中治療委員会　委員
雑誌「呼吸器ケア」　編集協力委員 など

編著書

「ブラッシュアップ敗血症」（2019年10月），「敗血症controversy」（2021年4月），「呼吸ECMOのすべてQ＆A」（2021年11月）（全て中外医学社より）など

趣味

散歩とコーヒー（どちらも日課です）

（2023年2月現在）

よくわかる　ナースのための敗血症講座

2023 年 3 月 22 日　　初版　第 1 刷発行

著　　者	近藤　豊
発 行 人	土屋　徹
編 集 人	小袋　朋子

発 行 所　　株式会社Gakken
　　　　　　〒 141-8416 東京都品川区西五反田 2-11-8

印刷製本　　凸版印刷株式会社

● この本に関する各種お問い合わせ先
本の内容については，下記サイトのお問い合わせフォームよりお願いします．
https://www.corp-gakken.co.jp/contact/
在庫については　Tel 03-6431-1234（営業）
不良品（落丁，乱丁）については　Tel 0570-000577
　学研業務センター　〒 354-0045 埼玉県入間郡三芳町上富 279-1
上記以外のお問い合わせは　Tel 0570-056-710（学研グループ総合案内）

©Y.Kondo 2023　Printed in Japan
● ショメイ：ヨクワカル　ナースノタメノハイケツショウコウザ
本書の無断転載，複製，複写（コピー），翻訳を禁じます．
本書に掲載する著作物の複製権・翻訳権・上映権・譲渡権・公衆送信権（送信可能化権
を含む）は株式会社Gakken が管理します．
本書を代行業者等の第三者に依頼してスキャンやデジタル化することは，たとえ個人や
家庭内の利用であっても，著作権法上，認められておりません．

本書に記載されている内容は，出版時の最新情報に基づくとともに，臨床例をもとに正確か
つ普遍化すべく，著者，編者，監修者，編集委員ならびに出版社それぞれが最善の努力をし
ております．しかし，本書の記載内容によりトラブルや損害，不測の事故等が生じた場合，
著者，編者，監修者，編集委員ならびに出版社は，その責を負いかねます．
また，本書に記載されている医薬品や機器等の使用にあたっては，常に最新の各々の添付文
書や取り扱い説明書を参照のうえ，適応や使用方法等をご確認ください．
　　　　　　　　　　　　　　　　　　　　　　　　　　　　　　　株式会社Gakken

JCOPY 〈出版者著作権管理機構　委託出版物〉
本書の無断複写は著作権法上での例外を除き禁じられています．複写される場合は，
そのつど事前に，出版者著作権管理機構（Tel 03-5244-5088，FAX 03-5244-5089，
e-mail: info@jcopy.or.jp）の許諾を得てください．

学研グループの書籍・雑誌についての新刊情報・詳細情報は，下記をご覧ください．
学研出版サイト　https://hon.gakken.jp/